시니어를 위한
초간단 치유 명상
점묘화 컬러링북

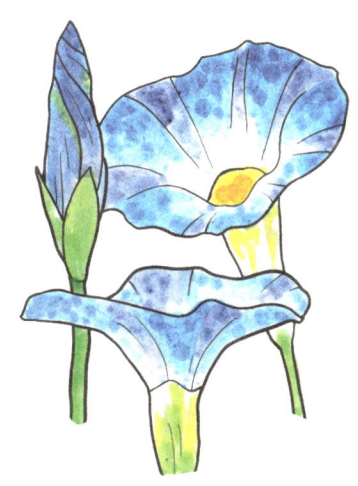

차례

컬러테라피 _ 4

색의 효과 _ 5

점묘화란? _ 6

준비물 _ 7

점묘화 기법

굵기 _ 8 | 명암 _ 8 | 배색과 혼색 _ 10
색칠 순서 _ 11 | 참고 사항 _ 11 | 팁(Tips) _ 12

연습하기 practice level

장미 _ 14 | 해바라기 _ 16 | 지니아(orange zinnia) _ 18 | 당근 _ 20
레몬 _ 22 | 블루베리 _ 24 | 가지 _ 26 | 아이리스 _ 28 | 연꽃 _ 30 | 모닥불 _ 32

숙련 단계 proficiency level

사과 _ 36 | 오리 _ 38 | 소나무 _ 40 | 나팔꽃 _ 42 | 완두콩 _ 44
복숭아 _ 46 | 카멜레온 _ 48 | 돌고래 _ 50 | 나비 _ 52

심화 단계 advanced level

금강 앵무 _ 56 | 말 _ 58 | 플라밍고 _ 60
황금 들판 _ 62 | 노을 _ 64 | 초원 _ 66 | 바다 _ 68

차크라 만다라 Chakra Mandala

제1 차크라 만다라: 물라다라 _ 74 | 제2 차크라 만다라: 스바디스타나 _ 76
제3 차크라 만다라: 마니푸라 _ 78 | 제4 차크라 만다라: 아나하타 _ 80
제5 차크라 만다라: 비슈다 _ 82 | 제6 차크라 만다라: 아즈나 _ 84
제7 차크라 만다라: 사하스라라 _ 86

컬러테라피

　빛은 프리즘을 통과하면 빨, 주, 노, 초, 파, 남, 보라의 여러 단색광들로 분산된다. 사물이 어떤 색을 띠는 것은 그 색의 파장은 반사하고 그 외의 색들은 흡수하기 때문이다. 즉 색은 그에 따른 특정한 파장과 에너지를 방출하고 있다. 이러한 색의 파장과 에너지를 살려 필요한 상황에 따라 적절히 활용, 보완하는 것을 컬러테라피라고 한다.

　인간은 보다 편안하고 안정적인 환경을 조성하기 위한 끊임없는 노력을 해왔다.

　인공물에 자연의 조화롭고 풍부한 정취를 담아내려는 노력 등이다. 색채 역시 그 대상 중 하나다.

　자연은 다채로운 색을 품고 있다. 얼마나 자연과 같이 다양한 색들을 조화롭게 쓸 수 있는가는 편안한 환경 구성에 있어 중요한 요소이다.

　자연과 가까운 색채 구성을 가질수록 심리는 보다 안정감을 느낀다. 그런 점에서 여러 색들을 직접 접해보고 색칠하는 것은 에너지의 밸런스를 맞추는데 일정 부분 효과를 줄 것이다. 또한 색을 통해 자신을 표현하면서 미술적 치유 효과와 스트레스의 예술적 승화를 기대할 수도 있다.

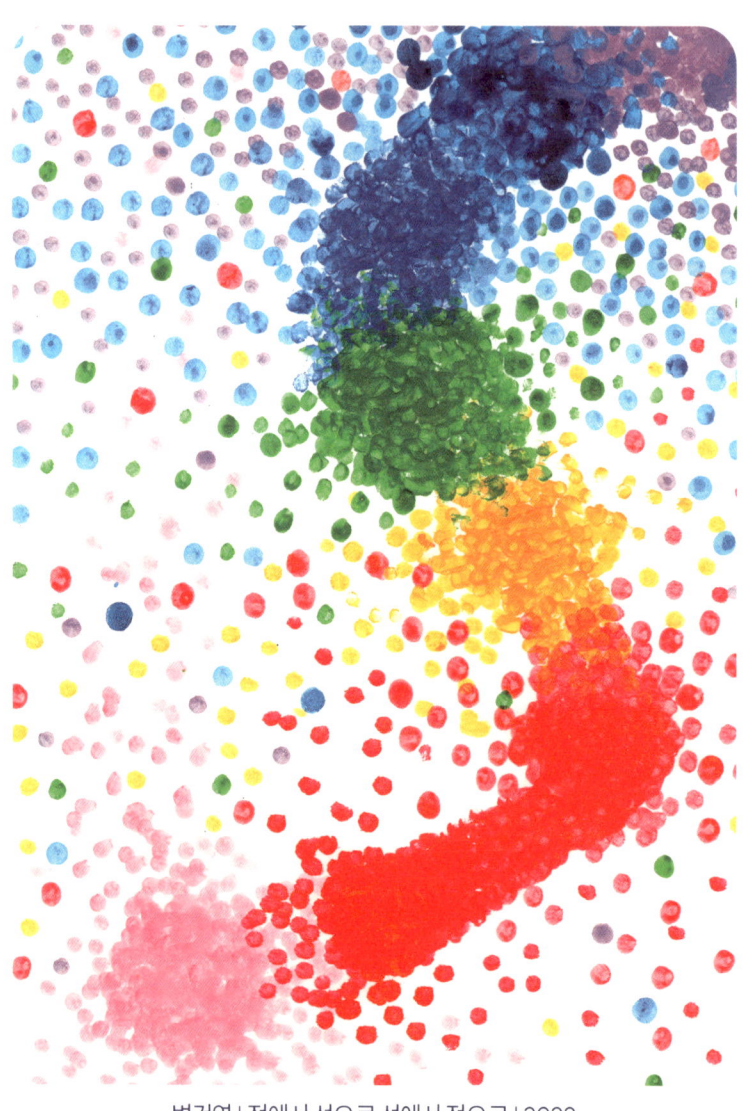

변건영 | 점에서 선으로 선에서 점으로 | 2022

색의 효과

빨간색 　빨간색은 강렬하다. 떠오르는 태양, 타오르는 불꽃 그리고 피의 색도 붉은색이다. 폭발적 에너지와 생명력을 지니며 의욕적이고 물질적이다. 빨간색은 교감 신경을 자극하여 맥박과 혈압을 높인다.

주황색 　주황색 역시 활력이 풍부한 색이다. 은근하지만 여전히 강렬하면서도 뜨겁다. 열정적이면서 부드럽게 작용하므로 사람들을 개방적으로 만든다. 인간관계에 긍정적으로 작용하며 역시 식욕과 열정을 자극한다.

노란색 　노란색은 정신적 기쁨을 가미한다. 쾌활함을 주고 행복감과도 연결된 색이다. 갓 유치원에 입학한 어린아이처럼 정보에 개방되어 있으며 호기심을 불러일으키는 색이다. 노란색은 육체를 바탕으로 정신적 행복을 향해간다.

초록색 　녹색은 인간에게 가장 안정감을 주는 색이다. 스트레스를 낮추고 육체와 정신의 밸런스를 맞춘다. 녹색은 눈의 피로 해소에도 탁월한 효과가 있다

파란색 　파란색은 부교감 신경을 자극한다. 흥분을 가라앉히고 에너지를 보존하며 차분하고 안정된 심리로 유도한다. 열정적이 아닌 이성적이며 그것은 자기 제어와 신뢰로 연결된다.

남색 　남색은 파란색에서 한 단계 더 톤 다운된 색이다. 얕은 바다는 맑은 푸른색이지만 깊어질수록 짙은 남색으로 변해간다. 차분함을 넘어선 고요이며 근원이다. 보다 깊은 통찰로 연결되며 진실과 정의를 추구하는 색이다.

보라색 　보라색은 심리적 불안을 진정시키고 넓고 깊은 시야로 이끈다. 현실보다 이상을 추구하며 예술적인 경향이 나타나는 색이다. 이것은 이성과 감성의 조화이자 열정적 침묵이며 균형에 이른 내면의 힘을 뜻한다.

분홍색 　분홍색은 사랑을 대표하는 색으로 따뜻하고 부드러운 에너지를 발산한다. 분홍색은 온화한 연민과 보살핌의 에너지를 전달하여 삶을 받아들이고 나아가도록 도와준다.

점묘화란?

점묘화는 광학 이론에 바탕을 두고 있다. 빛과 색채를 과학적이고도 체계적으로 분해하여 점으로 채도와 명도를 표현하는 기법이다.

책의 컬러링 예제들은 대부분 점묘화를 할 때 제일 쓰기 쉬운 면봉으로 작업했다. 일부 미세한 부분이나 색의 사용이 매우 적은 부분은 사인펜을 약간 더했다. 또한 작업의 용이성을 높이기 위해 점묘화 기법뿐만 아니라 일반 회화 기법도 같이 썼다. 면봉으로 점뿐만 아니라 선을 긋기도 하고 흘리듯이 면을 채우기도 했다. 단순한 면은 선작업으로 면을 채우기도 했다. 원색을 그대로 사용하여 색을 섞는 병치 혼합 방식도 사용했지만 색을 섞어 쓰는 방법도 썼다. 초반에는 점묘화의 특징을 살린 점을 위주로 작업했고 후반으로 갈수록 여러 기법들을 자유롭게 섞어 사용했다.

아크릴 물감을 주로 이용했지만 사인펜이나 색연필 등을 같이 활용해도 좋다. 채색 도구에 제한을 둘 필요는 없다. 그저 본인이 원하는 색채 도구를 쓰면 된다. 아크릴 물감을 위주로 하고 작고 미세한 부분이나 포인트만 사인펜을 사용한다면 좋은 조합이 될 것이다. 아래 그림은 명화로 꼽히는 점묘화 기법의 작품이다.

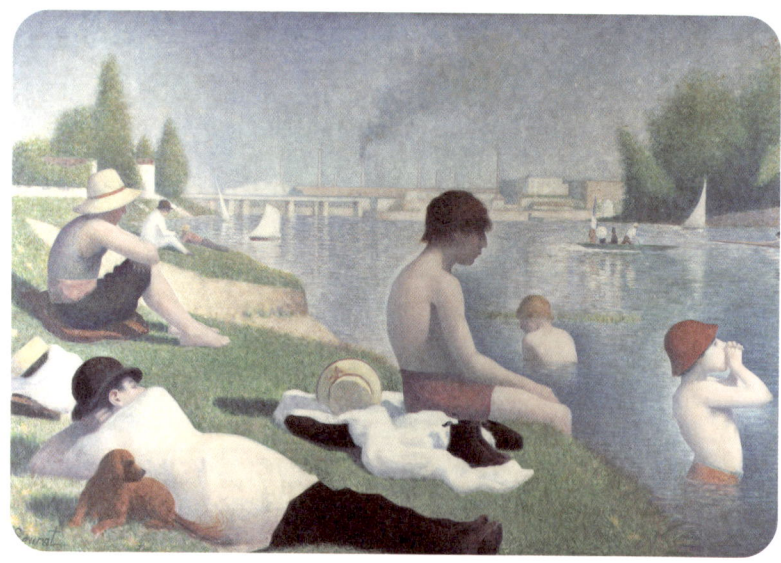

조르주 쇠라 | 아니에르의 수영하는 사람들 | 1884

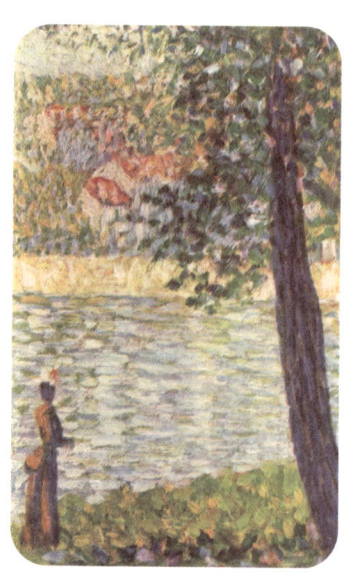

조르주 쇠라 | 아침 산책 | 1885

준비물

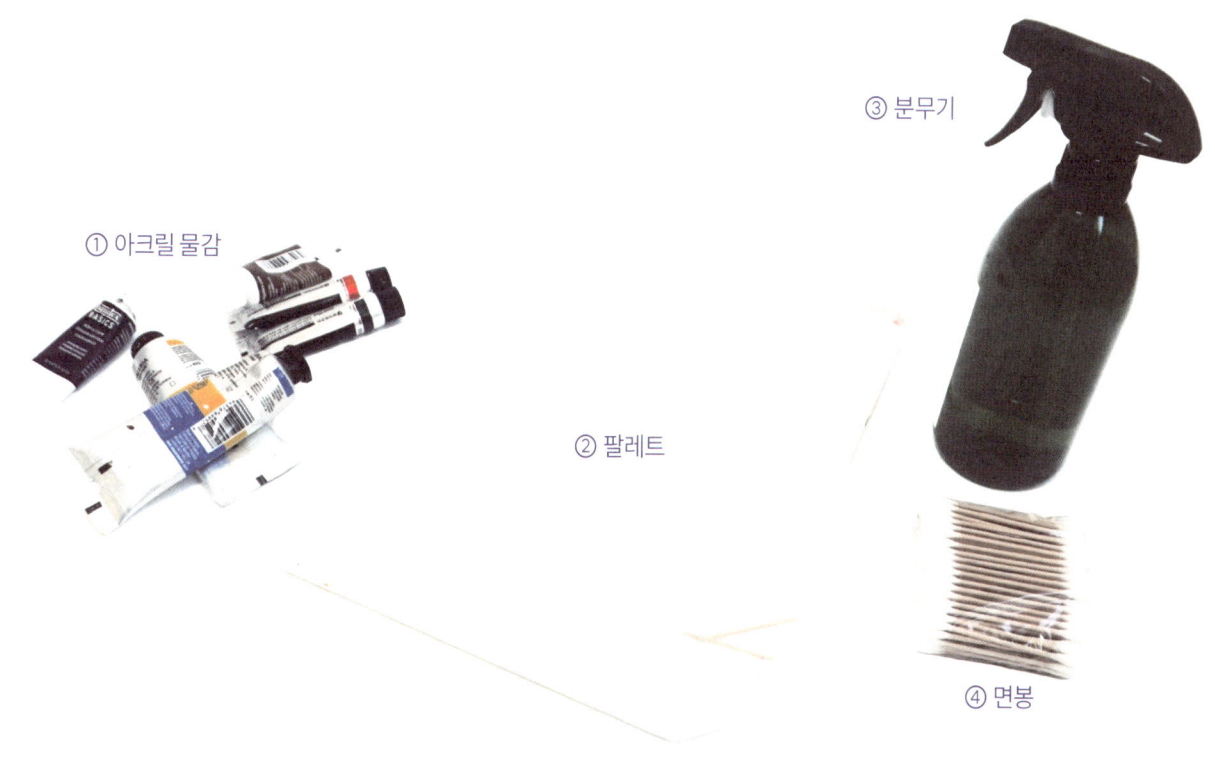

① **아크릴 물감**   아크릴 물감 외에 사인펜도 같이 사용하면 편리하다.
　　　　　　　(기타 색연필이나 파스텔, 수채 물감 등 다른 채색 도구들을 사용해도 좋다.)
② **팔레트**   아크릴 전용 팔레트나 플라스틱 판이나 접시 위에 랩을 말아 사용 가능하다.
③ **분무기**   물을 채워 물감의 농도를 조절할 때 사용한다.
④ **면봉**   물감으로 점을 찍거나 선을 그릴 때 사용한다.

점묘화 기법

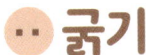 굵기

<그림1> 면봉 압력에 따른 굵기 변화

면봉을 종이에 얼마나 강하게 누르는가에 따라 점의 굵기가 변화한다. <그림 1>을 보면 가볍게 누르면 점이 작게 찍히고 강하게 누르면 점이 굵게 찍힌다. 물감이 면봉에 많이 묻으면 미세한 부분을 칠하기 어렵다. 그럴 때는 넓은 부분부터 먼저 칠하거나 빈 종이에 문지르면서 면봉에 묻은 물감의 양을 조절한다.

명암

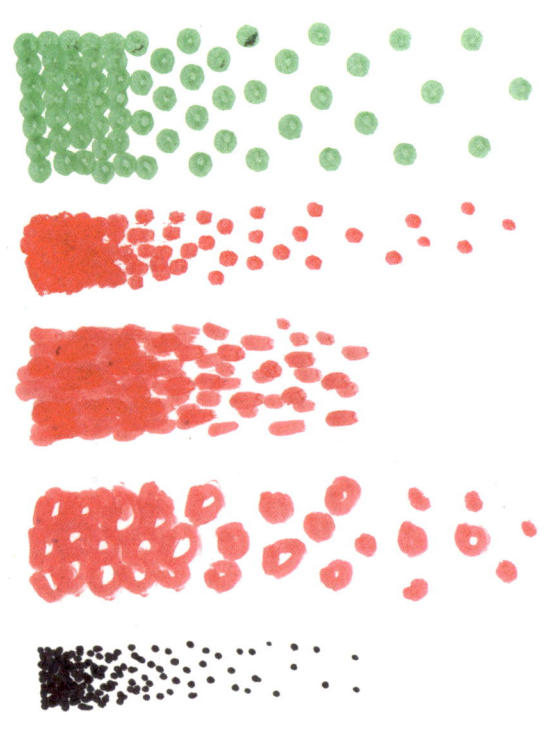

점묘화에서 명암은 점의 밀도에 따라 표현한다. 점이 빼곡하면 진하거나 어두운 부분이 되고 점을 드문드문 찍으면 연하거나 밝은 면이 된다.

<그림 2>는 위에부터 차례대로 면봉으로 굵은 점, 가는 점, 단선, 원형 모양으로 점묘한 것이고, 가장 아래의 검은 점들은 사인펜으로 점묘한 것이다.

그러나 점묘만으로 명암을 표현하기 어렵고 작업에 많은 시간이 소요되므로 물감에 물을 희석하는 수채화 기법을 같이 사용했다.

수채화 기법은 물감에 물을 얼마나 희석시키는가에 따라서 명도가 달라진다. 즉 물감과 물의 농도를 조절

<그림 2> 다양한 형태의 점묘화로 명암 표현

하여 밝고 어두운 면을 표현할 수 있다. <그림 3>을 보면 왼쪽이 물을 가장 많이 희석하여 그린 것이고 오른쪽은 물을 가장 적게 희석한 것이다.

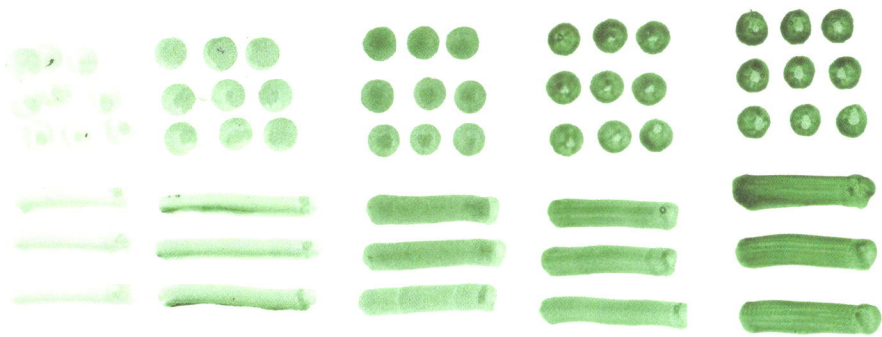

<그림 3> 물감 농도에 따른 점과 선 명도 변화

<그림 4>를 보면 가장 옅은(묽은) 색으로 배경을 칠하거나 점묘하고 그 위로 점점 물을 적게 섞어 진한 색으로 점묘해 나가는 방법을 사용했다. 이 과정에서 한 색상만을 사용할 필요는 없으며 인접 색과 대비 색을 다양하게 섞어주면 좀 더 자연스러운 점묘화가 가능하다.

그 외에 흰색과 검정을 섞어 밝은 부분과 어두운 부분을 표현할 수 있으며 혹은 두 가지 방식을 같이 섞어 쓸 수도 있다. 예를 들어 밝은 부분을 표현할 때 기존 색에 흰색을 약간 섞은 후에 다시 물의 농도를 묽게 조절하여 미세하게 명도를 조절하는 식이다.

<그림 4> 수채식 점묘로 명도 표현

🔴 배색과 혼색

서로 다른 색을 섞어 점묘하면 두 가지 색을 섞은 중간색처럼 보인다(병치 혼합). 이러한 착시 효과를 이용하는 것이 점묘화이며 이를 통해 맑은 색감을 낼 수 있다. <그림 5>의 상단은 면봉으로 병치 혼합을 한 것인데 이처럼 점의 입자가 클 경우 두 색의 섞임이 잘 인식되지 않는다. 반면 아래의 사인펜으로 한 작은 입자의 병치 혼합은 가운데 부분이 어느 정도 초록색과 노란색의 중간색인 연두색처럼 보인다. 즉 면봉으로 색 섞임을 자연스럽게 나타내려면 비교적 큰 그림으로 만들어 멀리서 보아야 한다. 하지만 그 나름의 맑은 느낌의 맛은 분명히 있으므로 점묘화식 병치 혼합과 섞은 색을 점으로 찍는 방식을 같이 사용하여 다채롭게 표현해 보자.

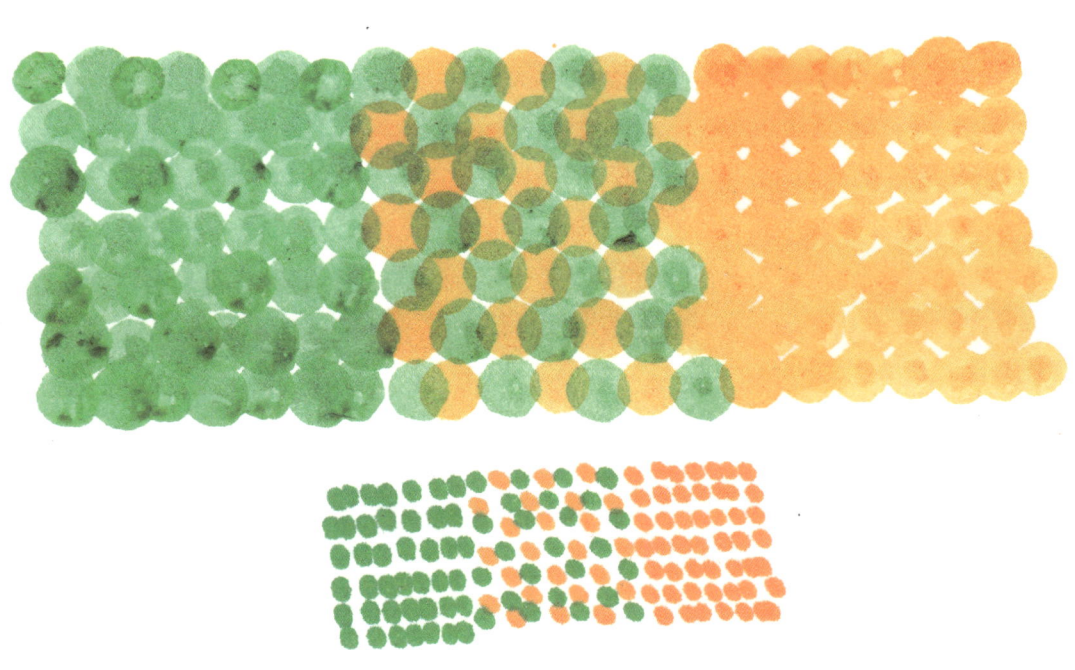

<그림 5> 점묘로 색을 섞는 방법

🌸 색칠 순서

① 물감의 농도나 색을 맞추고 빈 종이에 미리 시험해 보기

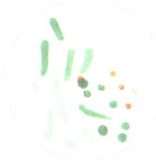

먼저 선택한 물감을 팔레트에 약간 짠 후 그 위에 한두 번 물을 분무하여 원하는 농도로 희석한다. 면봉에 물감을 묻힌 후 빈 종이에 살짝 찍거나 그어 물감의 농도와 색을 확인한다. 이러한 테스트를 하는 이유는 팔레트에서의 색감과 종이에 칠했을 때의 색감이 다를 수 있기 때문이다.

② 테두리 쪽부터 선 혹은 점묘로 채우기

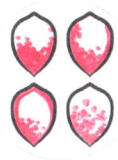

테두리 바로 안쪽부터 먼저 채우는 이유는 그림을 좀 더 깔끔하게 칠하기 위함이다. 하지만 점묘화는 본래 뚜렷한 윤곽선이 없는 것이 특징이므로 선에 크게 구애될 필요는 없다.
선으로 먼저 테두리 주변을 칠해도 좋고, 반만 칠하고 반은 점묘로 해도 좋으며, 전체적으로 점묘로 해도 좋다.

③ 테두리에서 면으로 칠하기

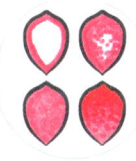

테두리 쪽을 먼저 칠한 후에 그 안쪽으로 칠해간다. 이때 매우 밝은 면은 흰색으로 그대로 두어도 좋다. 그 위로 점차 진한 색의 점묘로 명도를 올린다.

🌸 참고 사항

- 본래 점묘화는 뚜렷한 윤곽선이 없으므로 선에 크게 구애될 필요는 없다.
- 예시 그림과 같은 색과 방식으로 칠할 필요가 없다.
- 한 면에 하나의 색만 칠할 필요가 없다.
- 한 면을 같은 농도로 칠할 필요가 없다.
- 색은 자유롭게 쓰는 것이 좋다.
- 한 면에 다양한 색들을 써 보는 것이 좋다. 인접색에서 부터 대비색까지 여러 색들을 섞어 써 보자. 다양한 색과 더불어 다양한 농도를 섞어 쓰면 그림이 더 풍성해 보인다. 하나의 색상 면에 다양한 색이 들어가는 것은 사물에 음영이 있고 그 주위의 다양한 사물들에서 빛 반사가 일어나기 때문이다.
- 색칠이 끝난 후에 떠오르는 생각들을 여분의 종이에 메모해 보자. 생각을 정리하는데도 도움이 될 것이다.

팁(Tips)

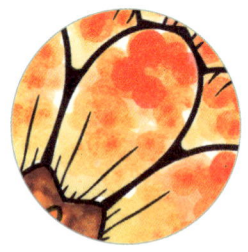

물감을 물로 희석하여 다양한 농도로 사용하면 그림을 좀 더 풍부하게 만들 수 있다. 그림은 꽃잎을 여러 농도로 점묘한 것이다.

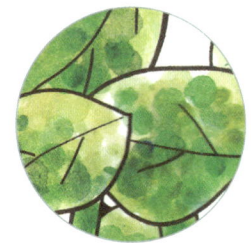

면을 꼼꼼히 채우지 않고 흰바탕 그대로 두면 밝은 느낌이 난다. 그림은 나뭇잎의 밝은 부분을 살짝 비워두고 다양한 농도로 색칠한 것이다.

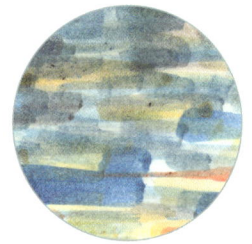

점 뿐만 아니라 단선으로도 점묘화를 할 수 있다. 특히 하늘이나 물을 표현할 때 유용하다. 그림은 하늘의 노을을 단선으로 표현한 것이다.

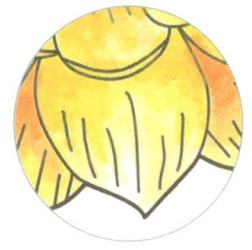

형태의 결을 따라 선으로 긋듯이 칠하면 좀 더 간편하고 자연스럽게 사물을 표현할 수 있다. 그림은 꽃잎의 결을 따라 선으로 칠한 것이다.

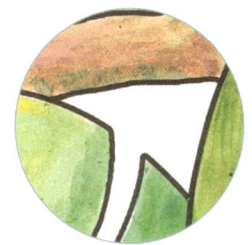

주변에서 반사되는 색을 더하면 좀 더 자연스러운 느낌을 살릴 수 있다. 그림은 갈색의 나뭇가지 위에 나뭇잎에서 반사된 초록색을 더한 것이다.

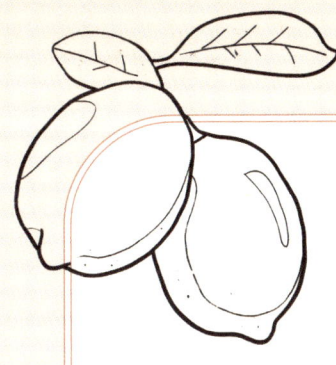

연습하기

− practice level

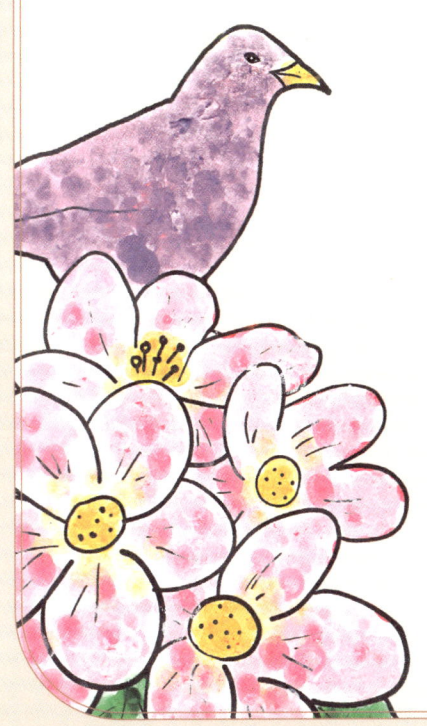
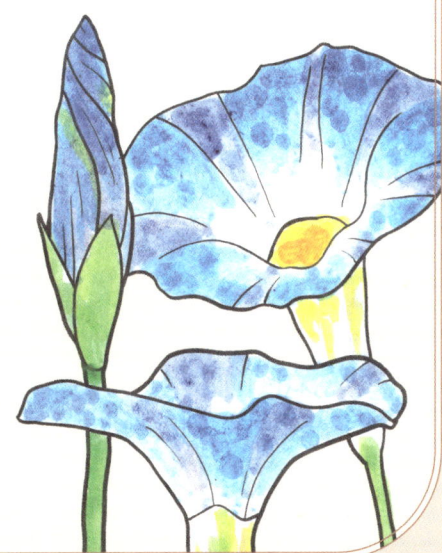

장미

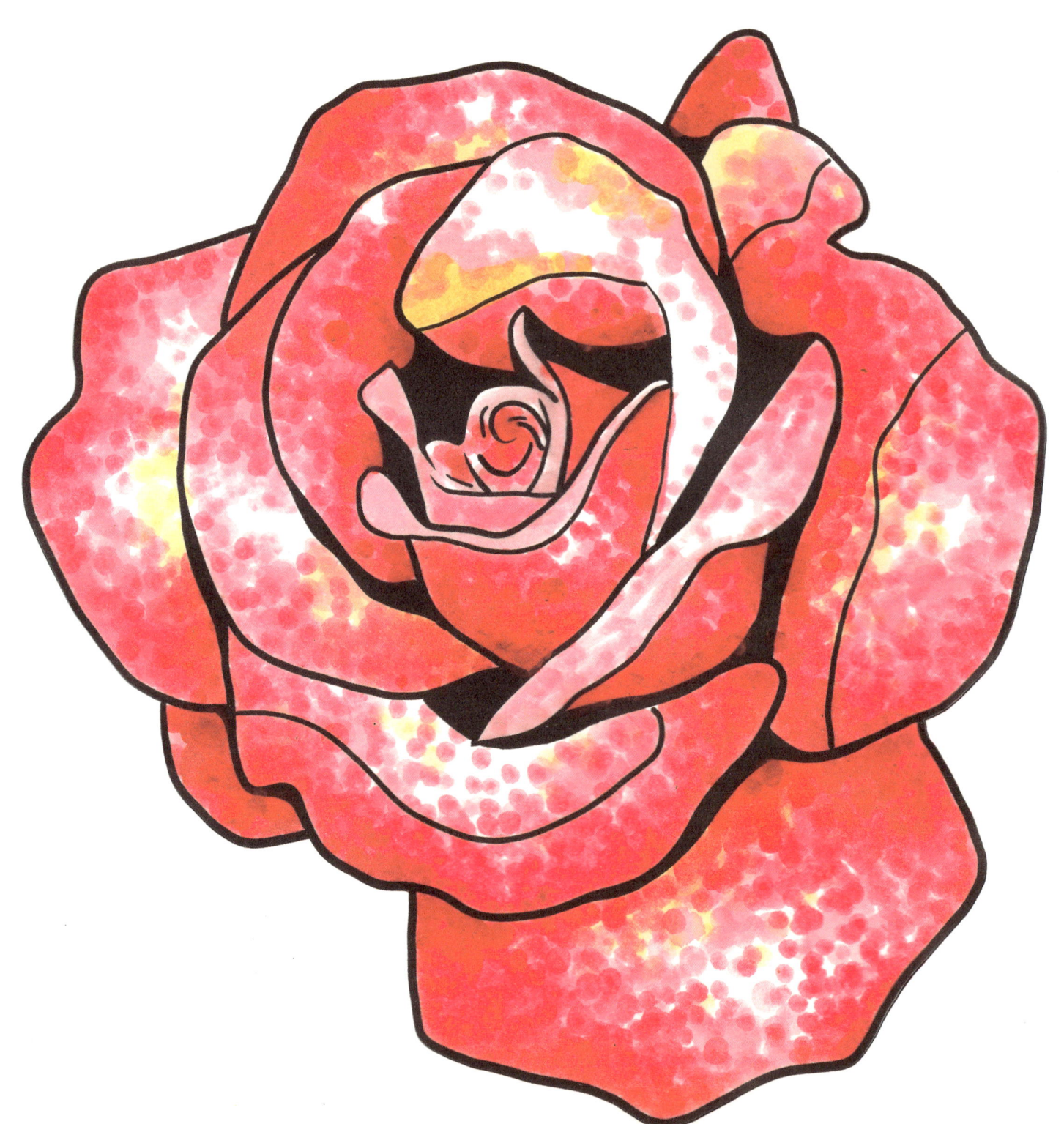

누군가가 당신에게 꽃을 가져다 줄 때까지 기다리지 말라.
지금 당신의 정원에 꽃을 심고 당신의 영혼을 가꾸라.
- 루서 버뱅크

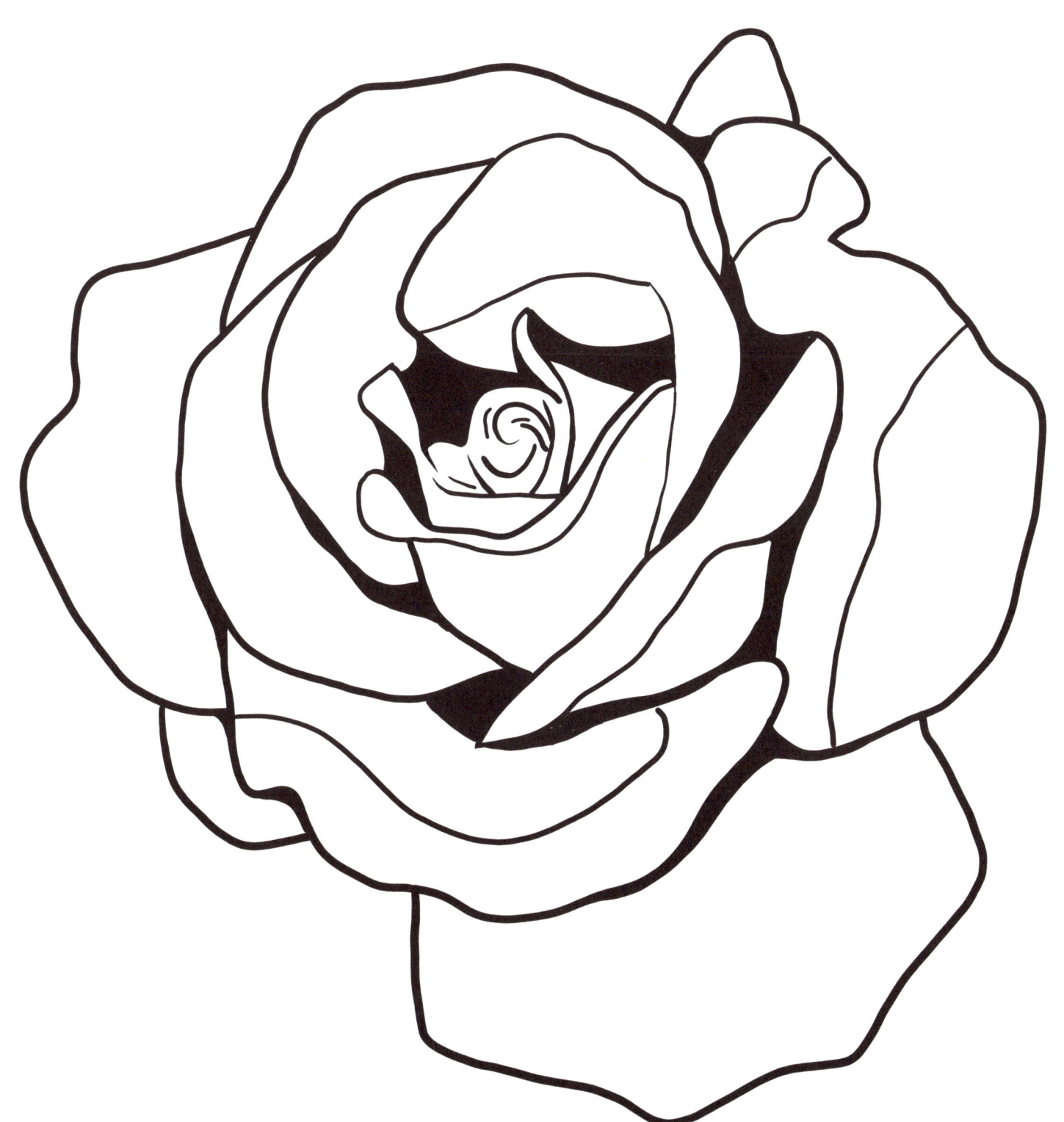

해바라기

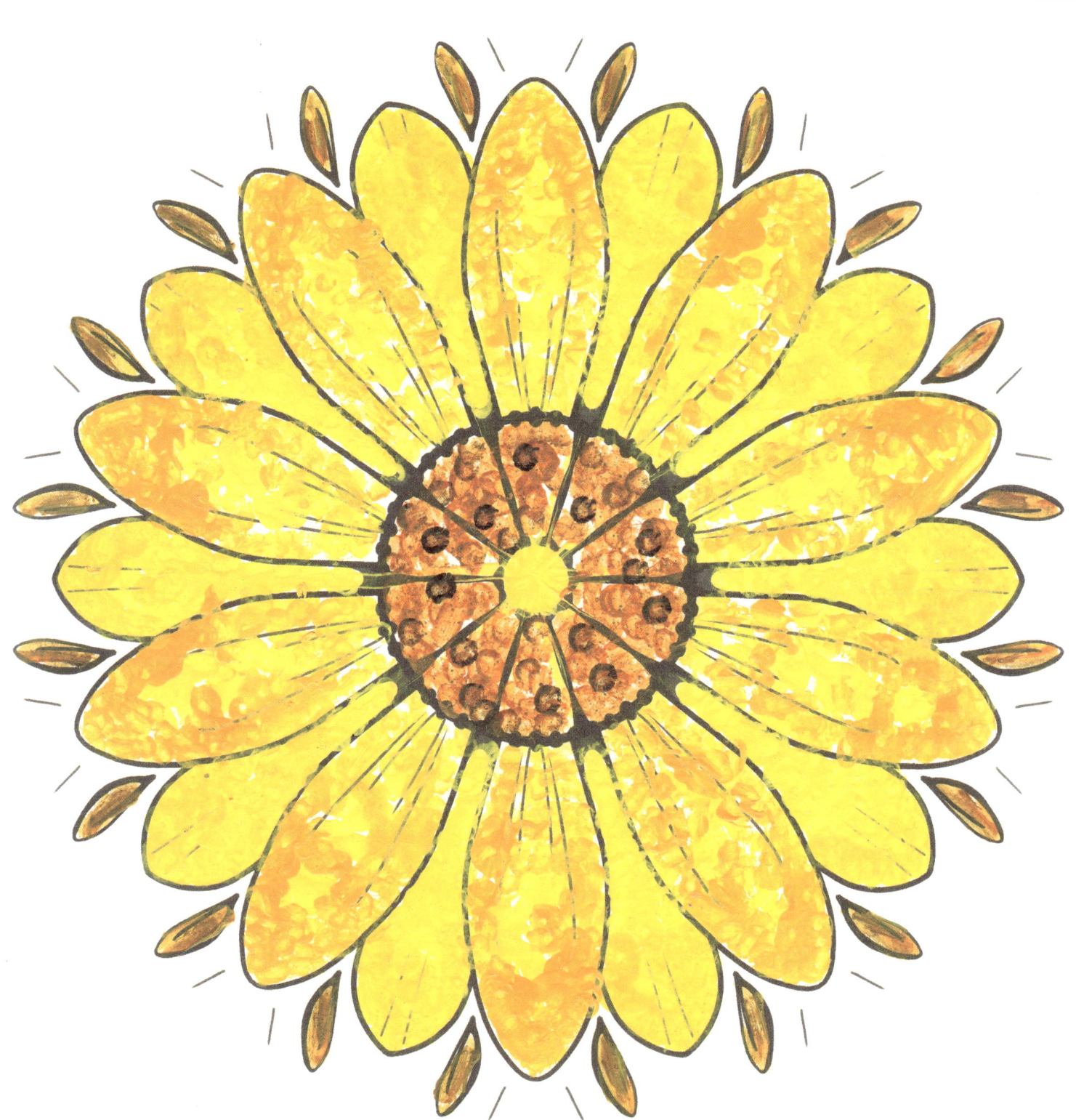

당신은 이 세상에 잠시 방문한 것이다. 서두를 필요도 없고 걱정할 필요도 없다. 그 대신 길을 따라 핀 꽃들의 향기를 맡으라.
- 월터 하겐

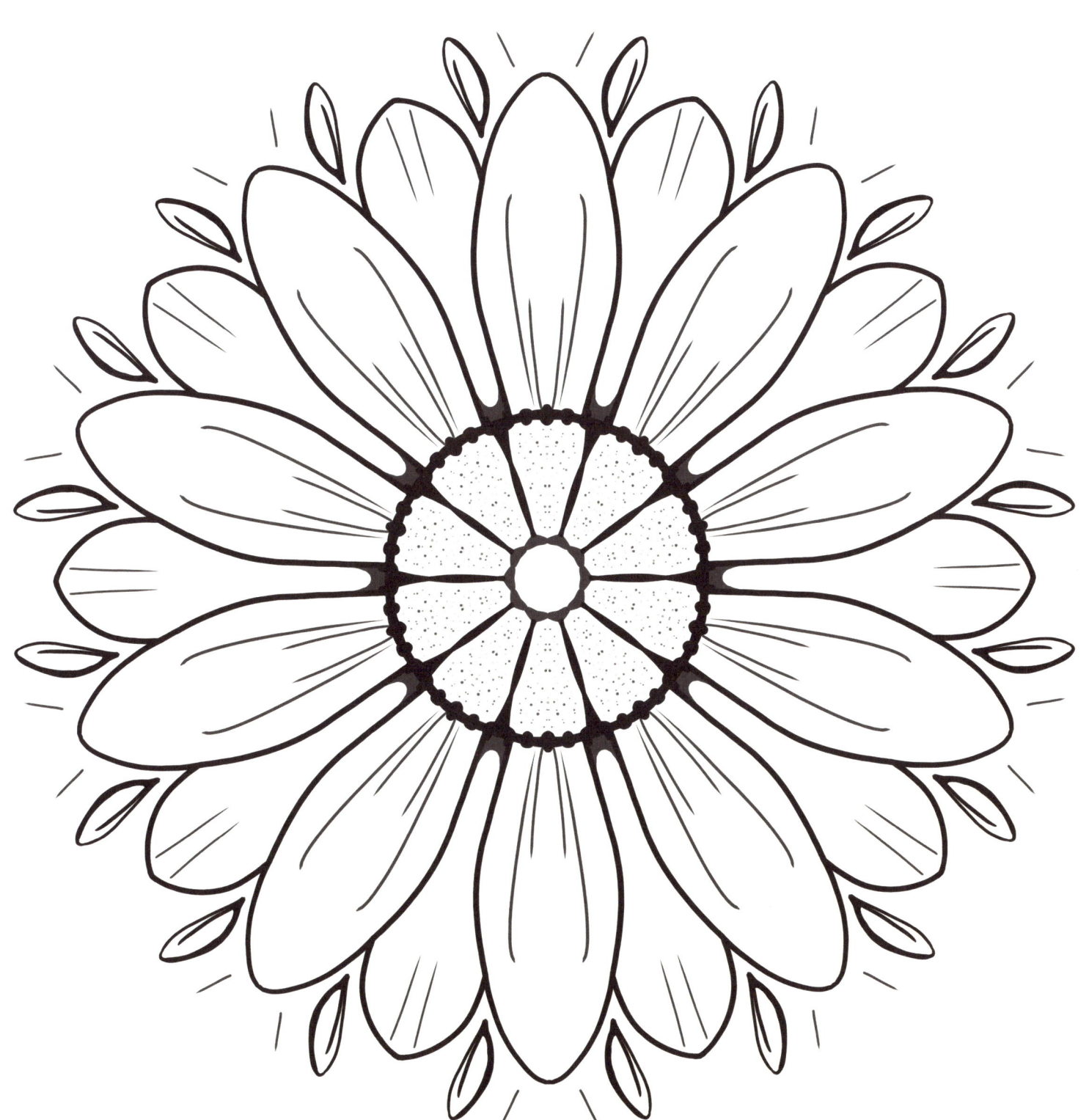

지니아(orange zinnia)

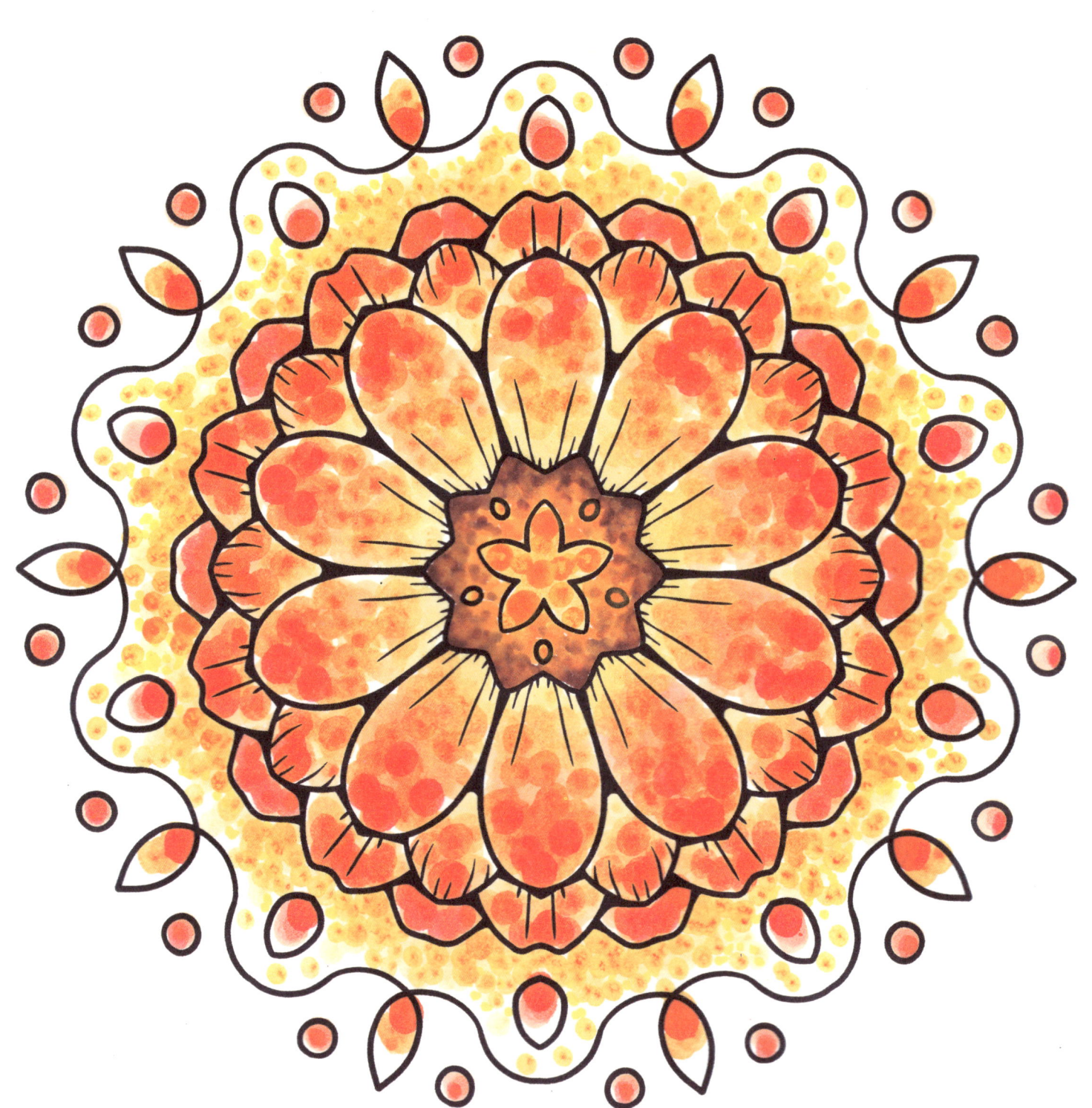

태양을 직접 보지 마라. 대신 해바라기를 보라.
- 베라 나자리안

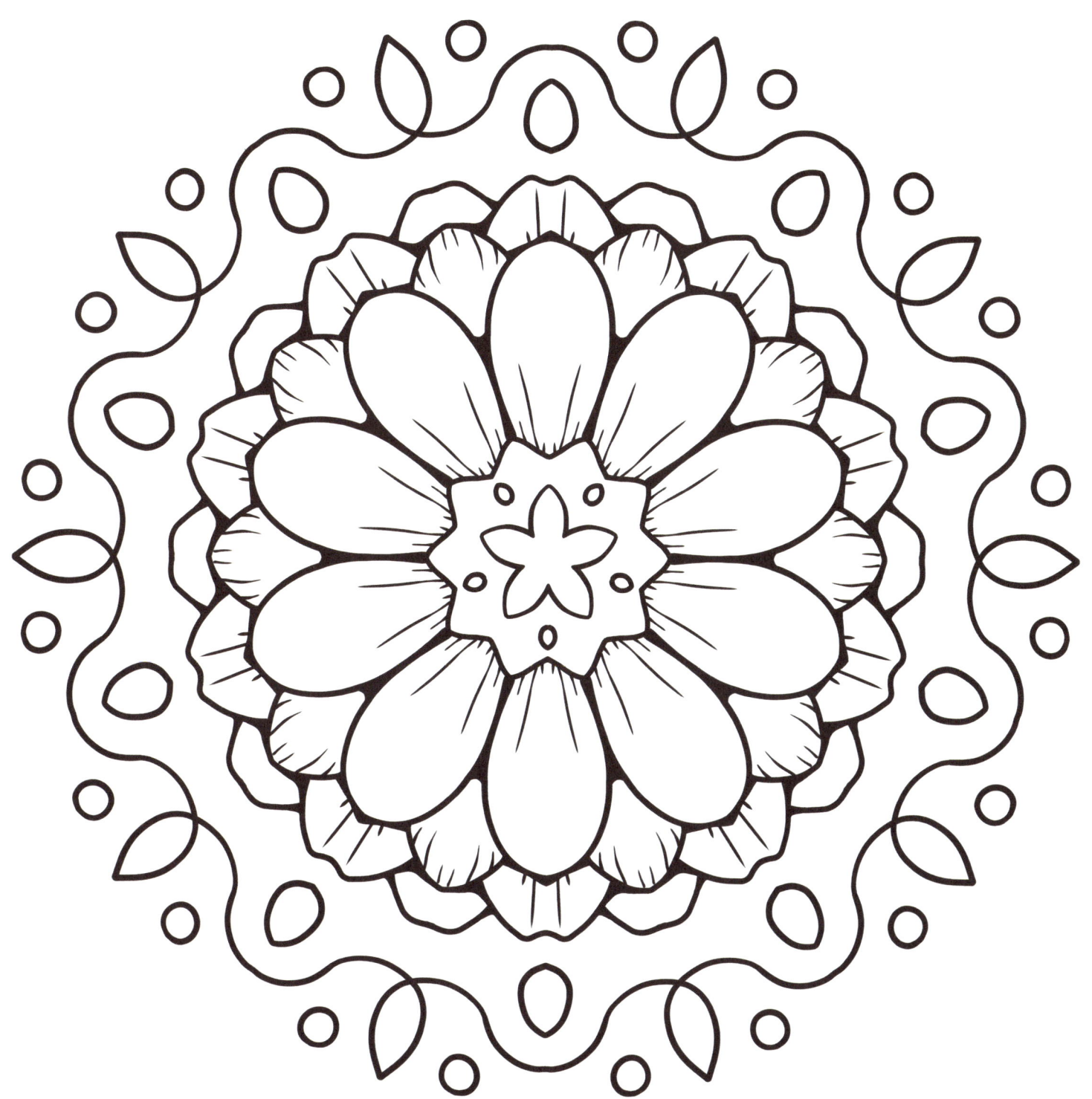

당근

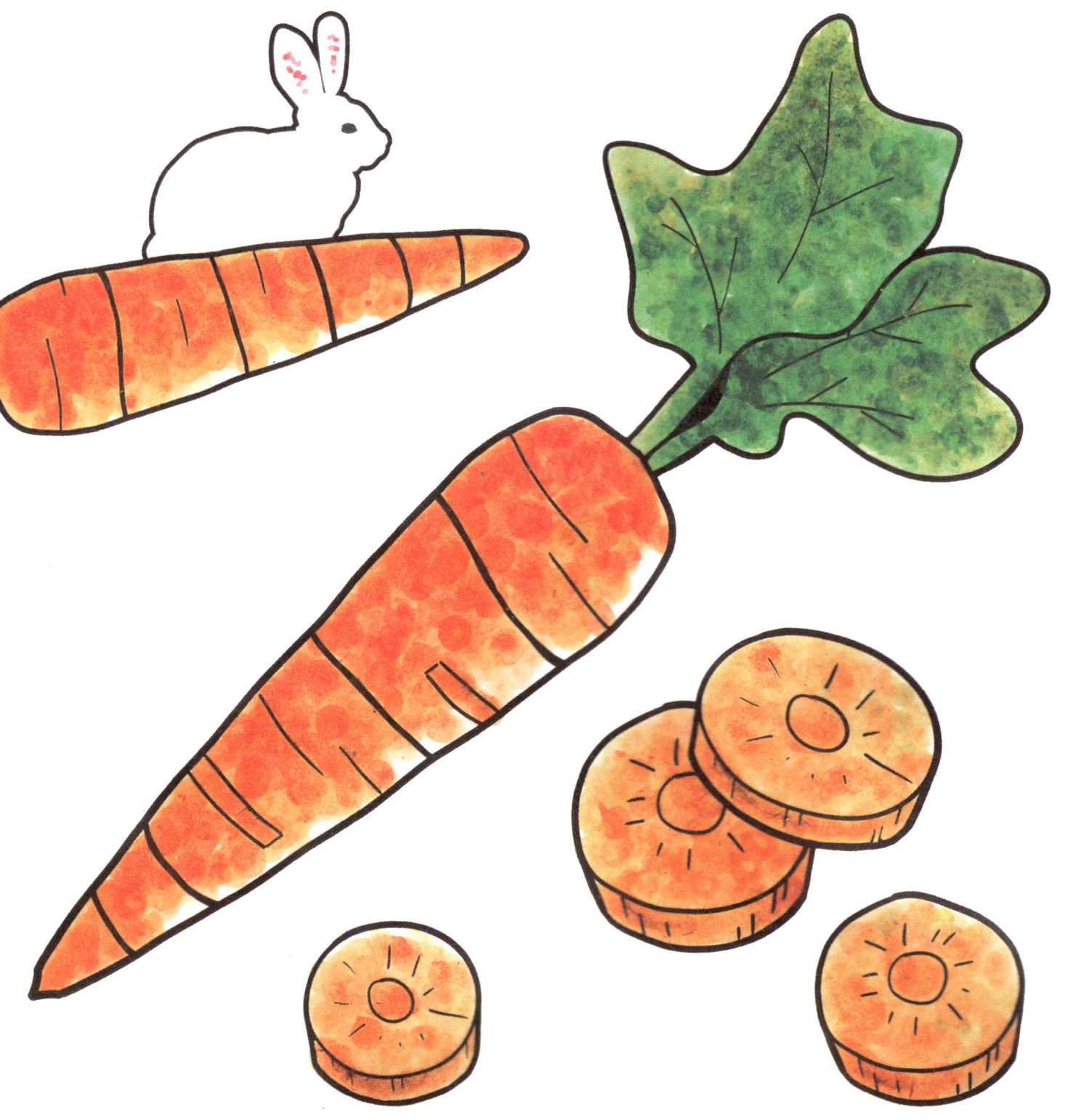

당신이 당근 한 조각과 온전히 접촉한다면 흙, 비, 햇빛과 닿게 된다.
당신은 지구 어머니와 접촉하고 그러한 방식으로 먹고 진정한 삶과 당신의 뿌리를 느낄 것이다. 그것이 명상이다.
- 탁닛한

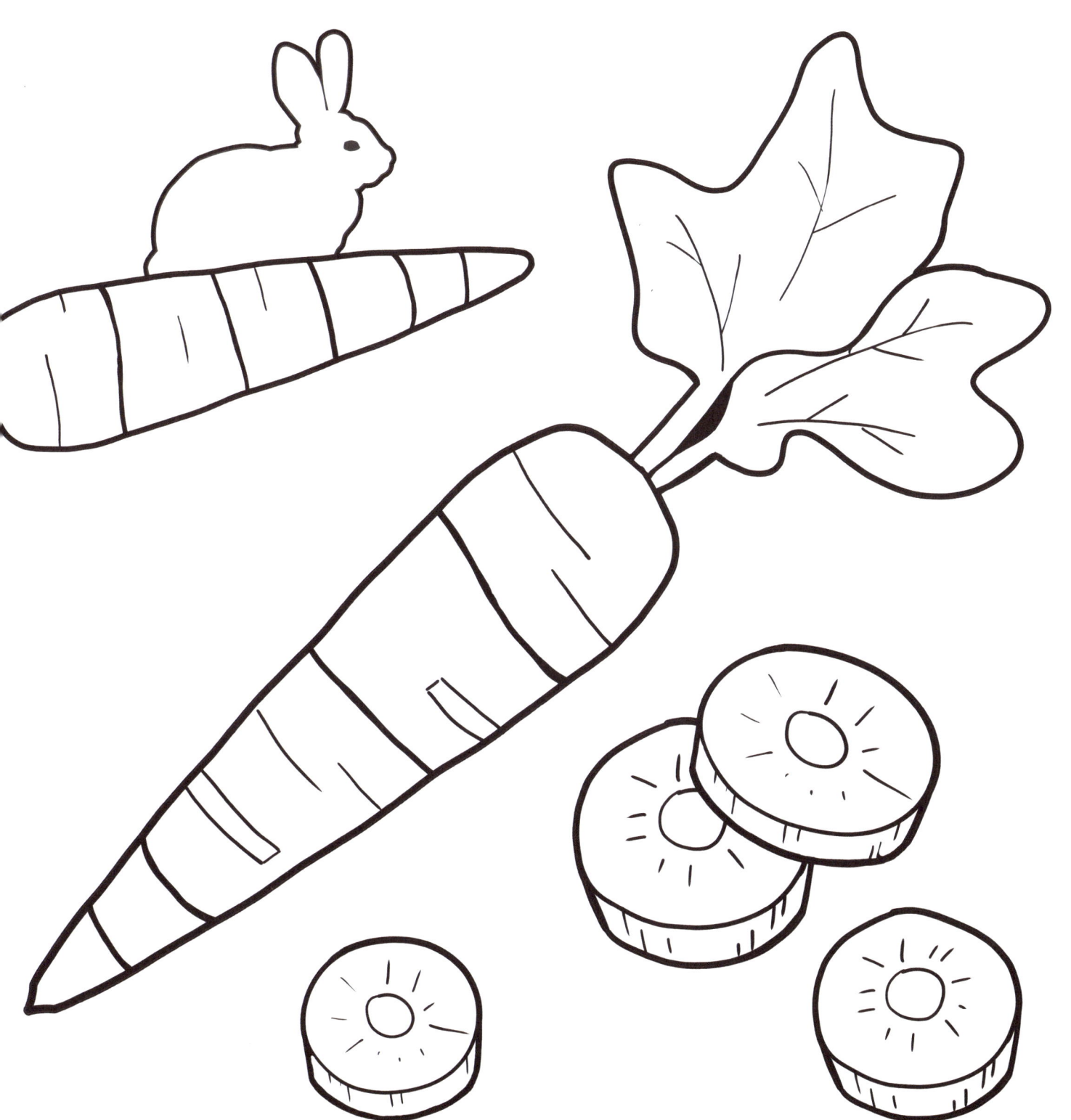

레몬

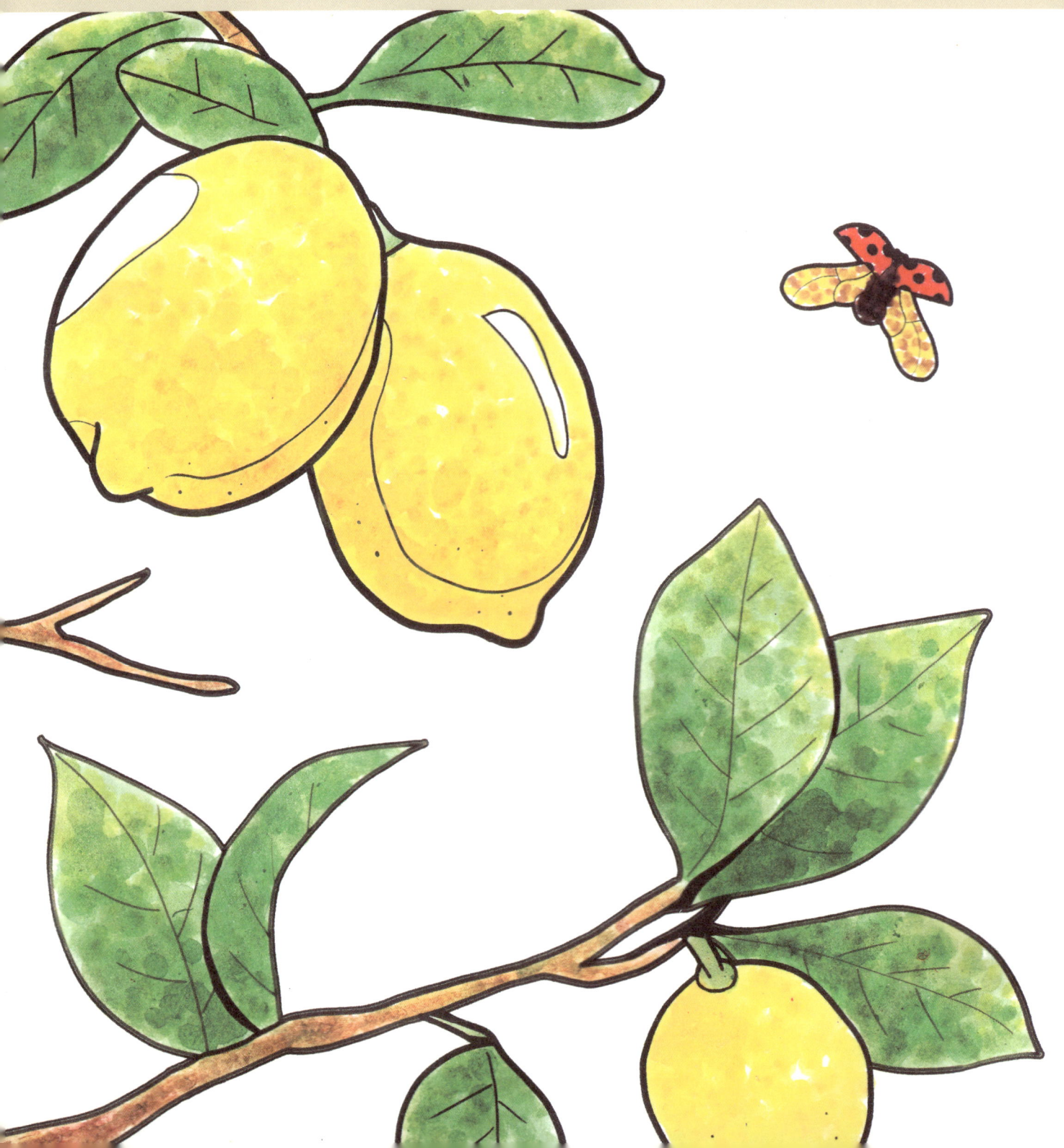

50개의 레몬은 한 사람에게는 짐이지만, 50명에게는 향료이다.
- 에티오피아 속담

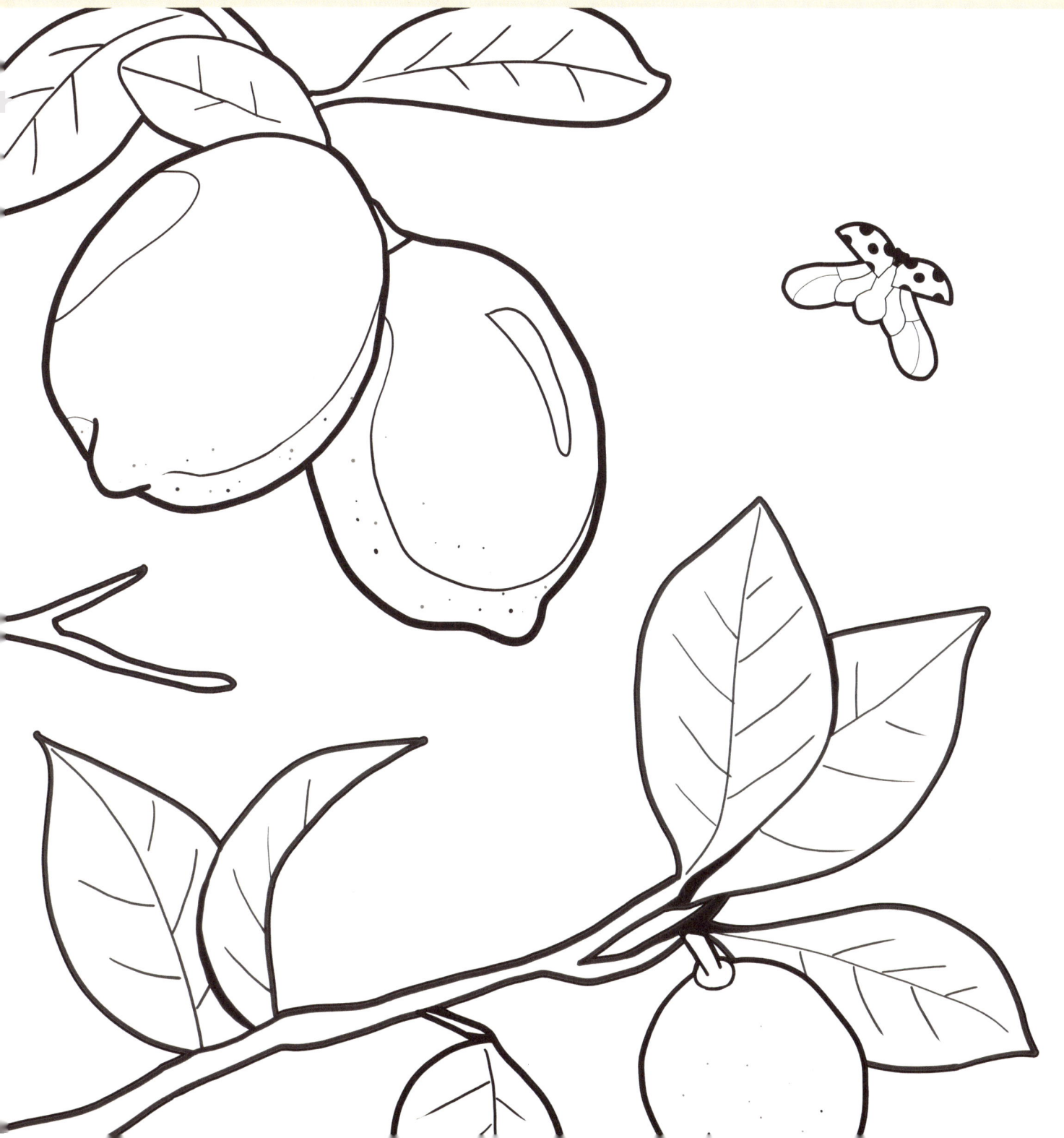

블루베리

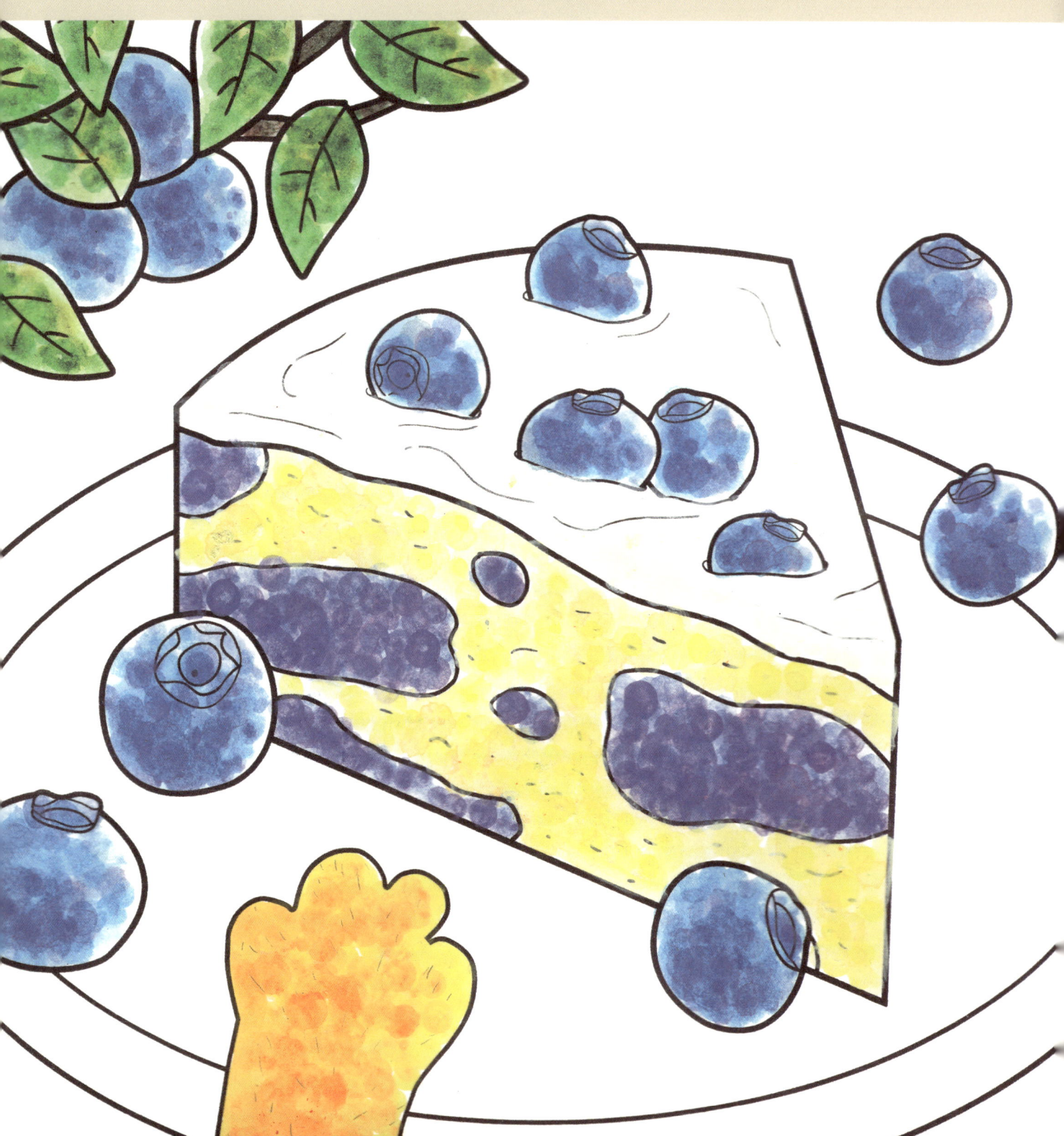

블루베리를 먹거나 땀흘리는 일은 결코 후회하지 않을 것이다.
- 재클린 미차드

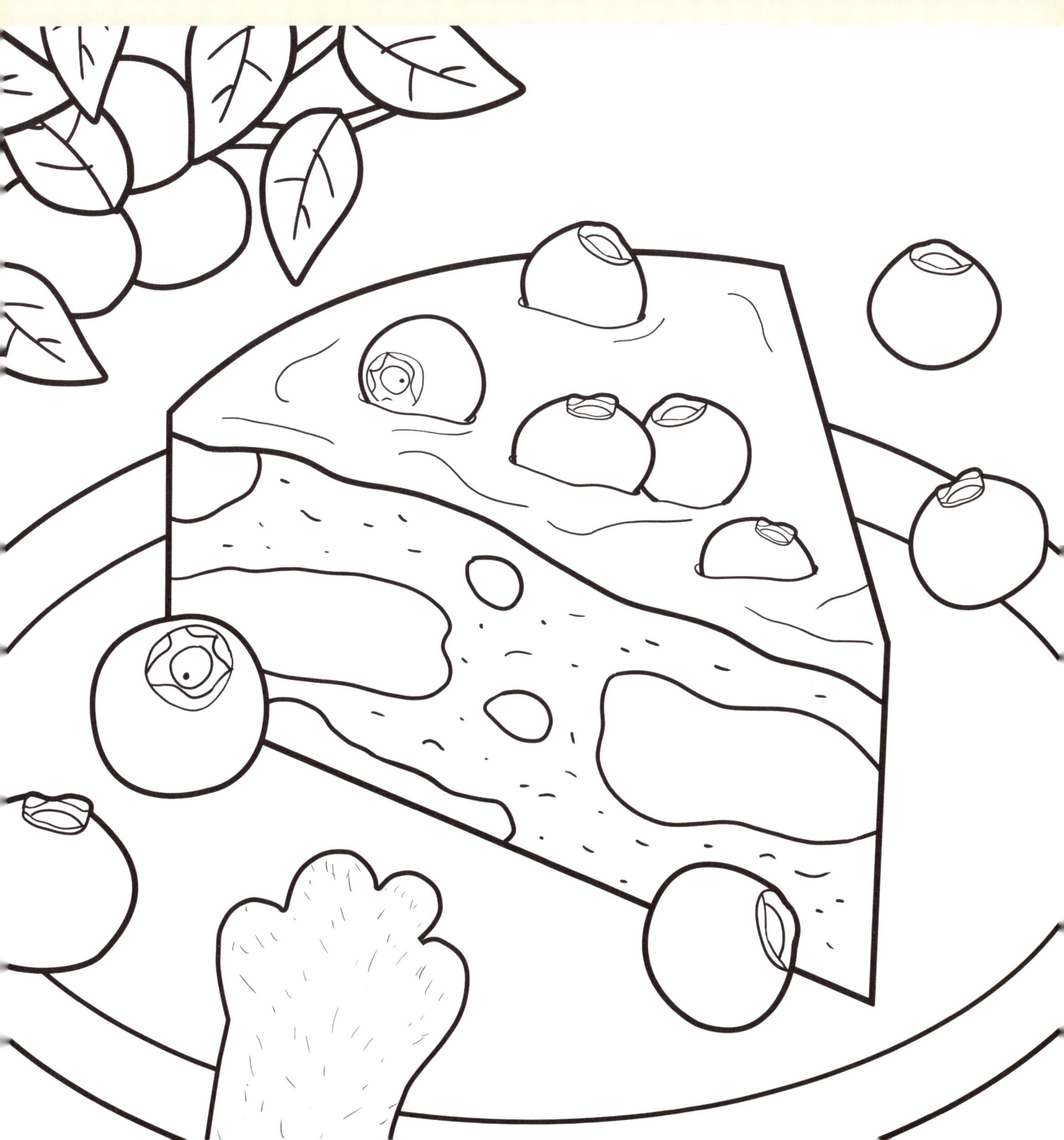

가지

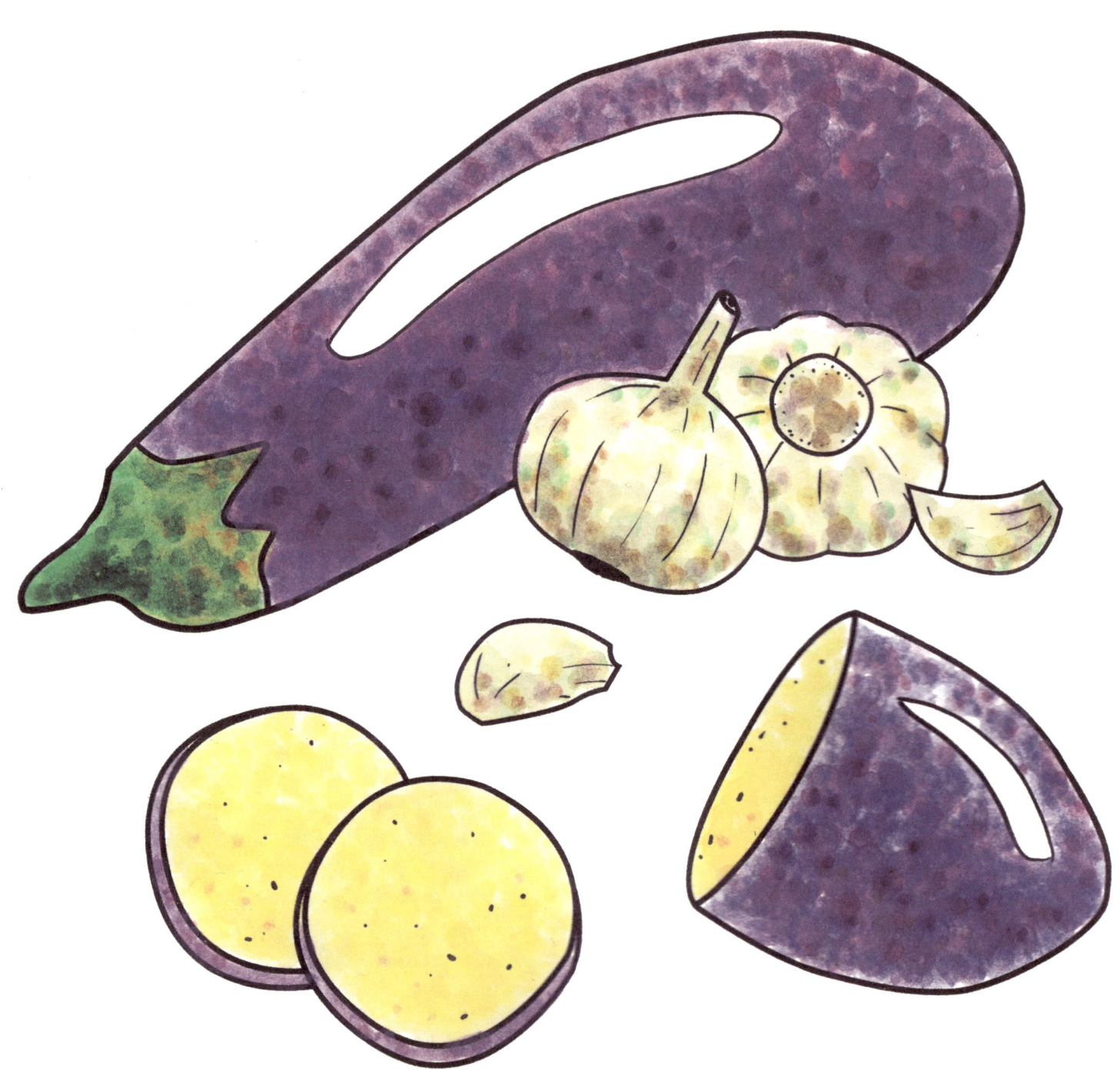

진리는 먼저 구름이요, 그다음이 비, 그다음이 수확, 그다음이 음식이다.
- 헨리 워드 비처

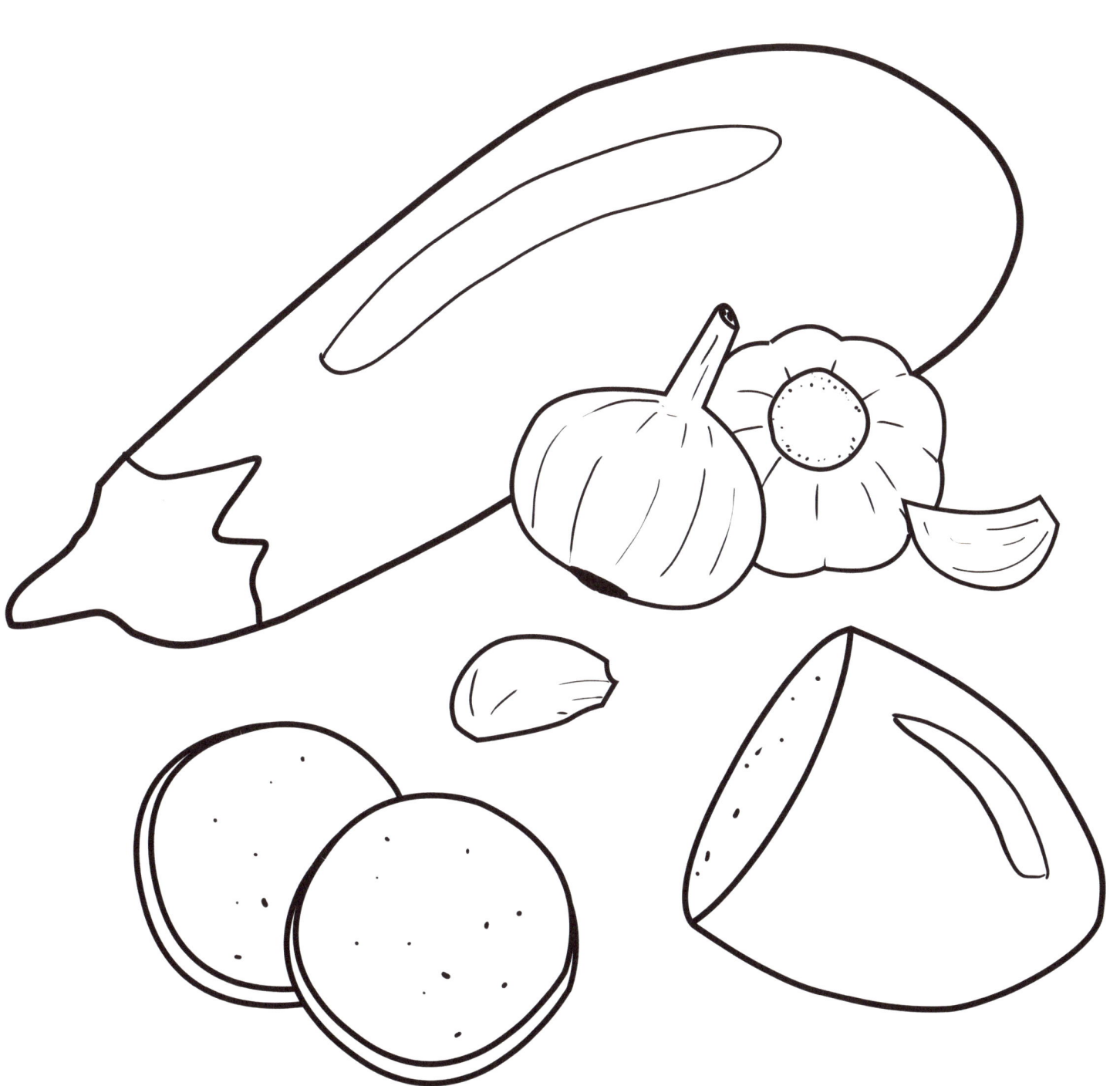

아이리스

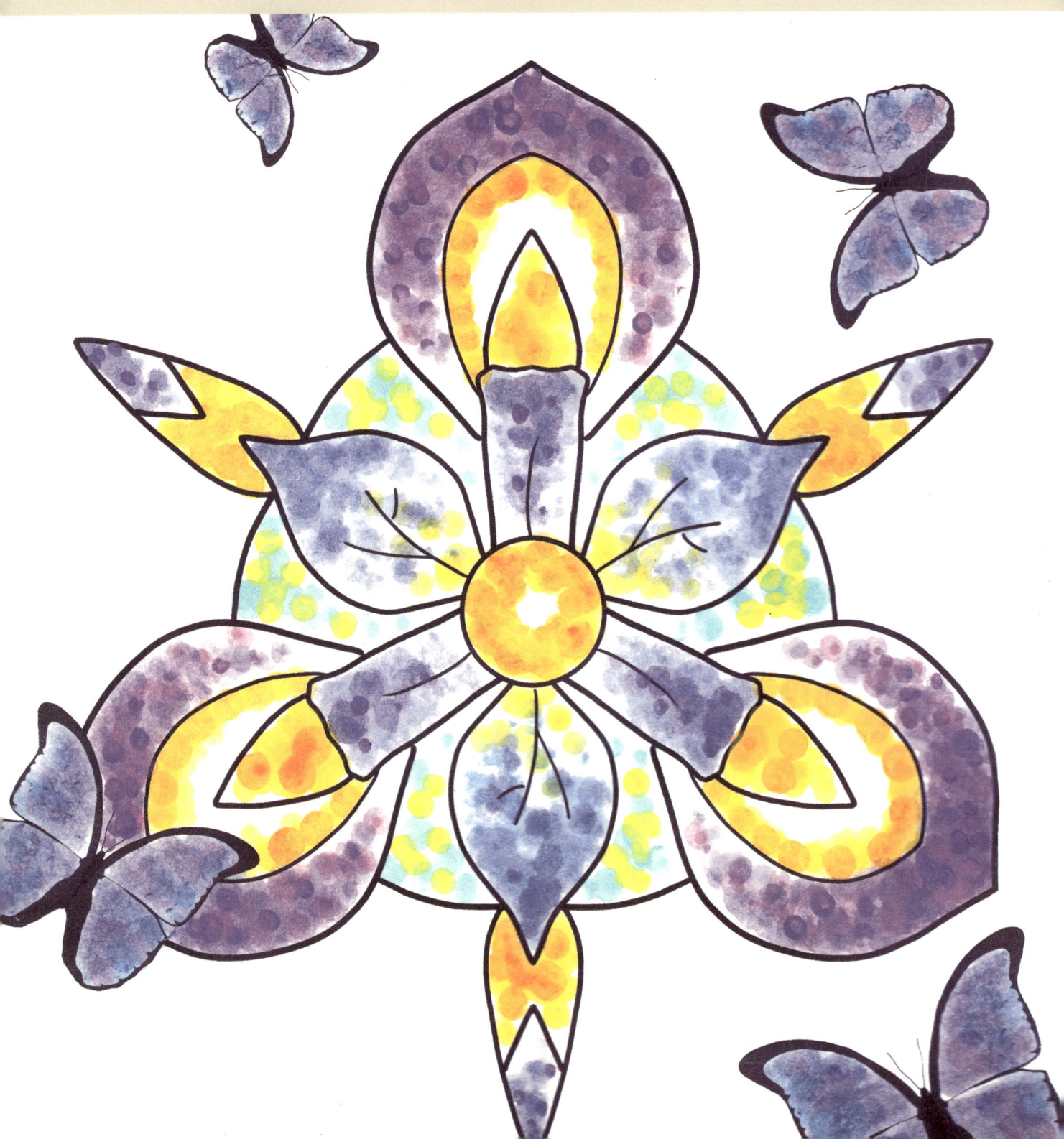

아무리 혼란스러운 상황에서도 들꽃은 어디선가 피어난다.
- 셰릴 크로

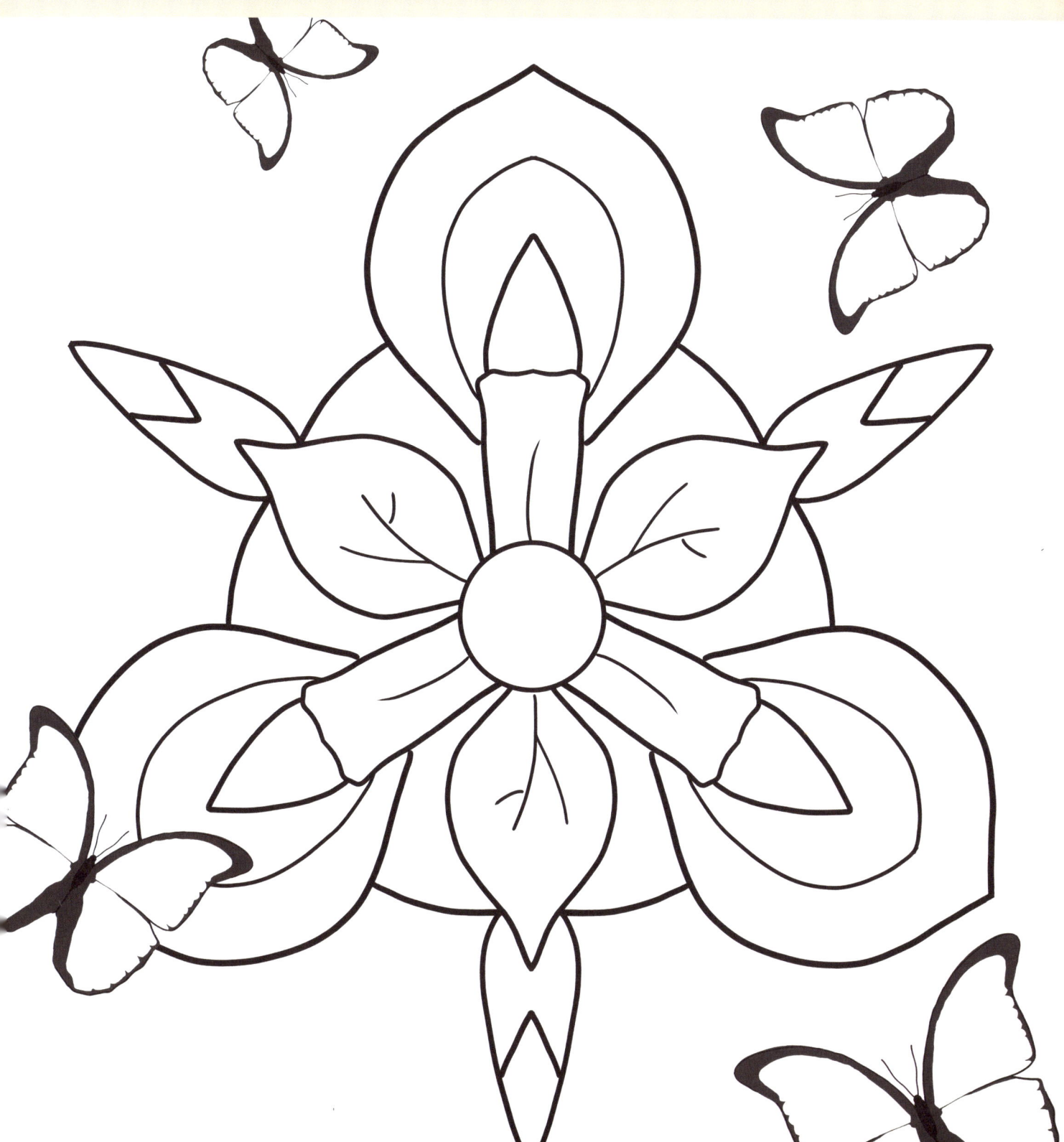

연꽃

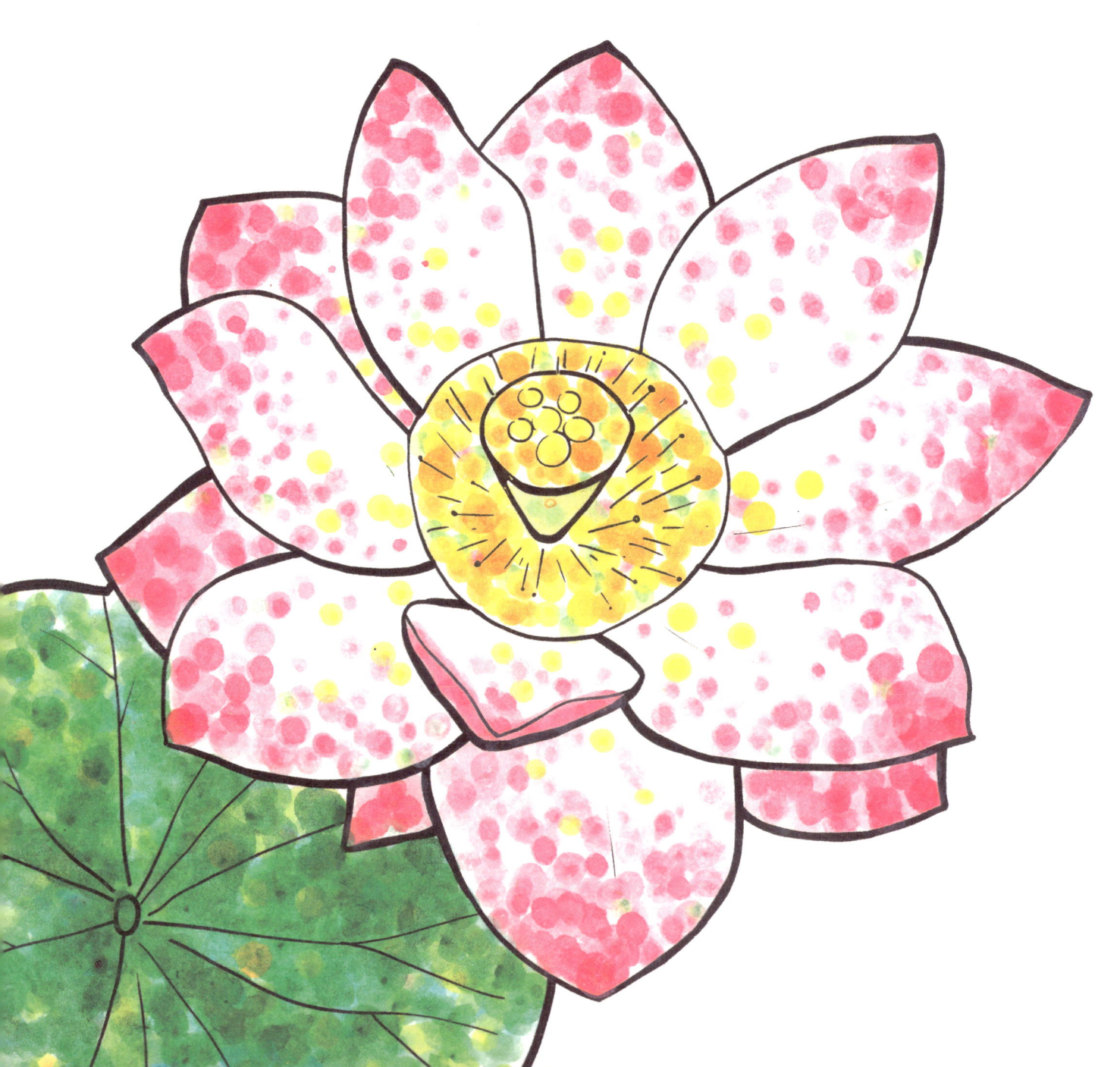

만약 꽃 한송이의 기적을 분명히 볼 수 있다면
삶 전체가 변화할 것이다.
- 부처

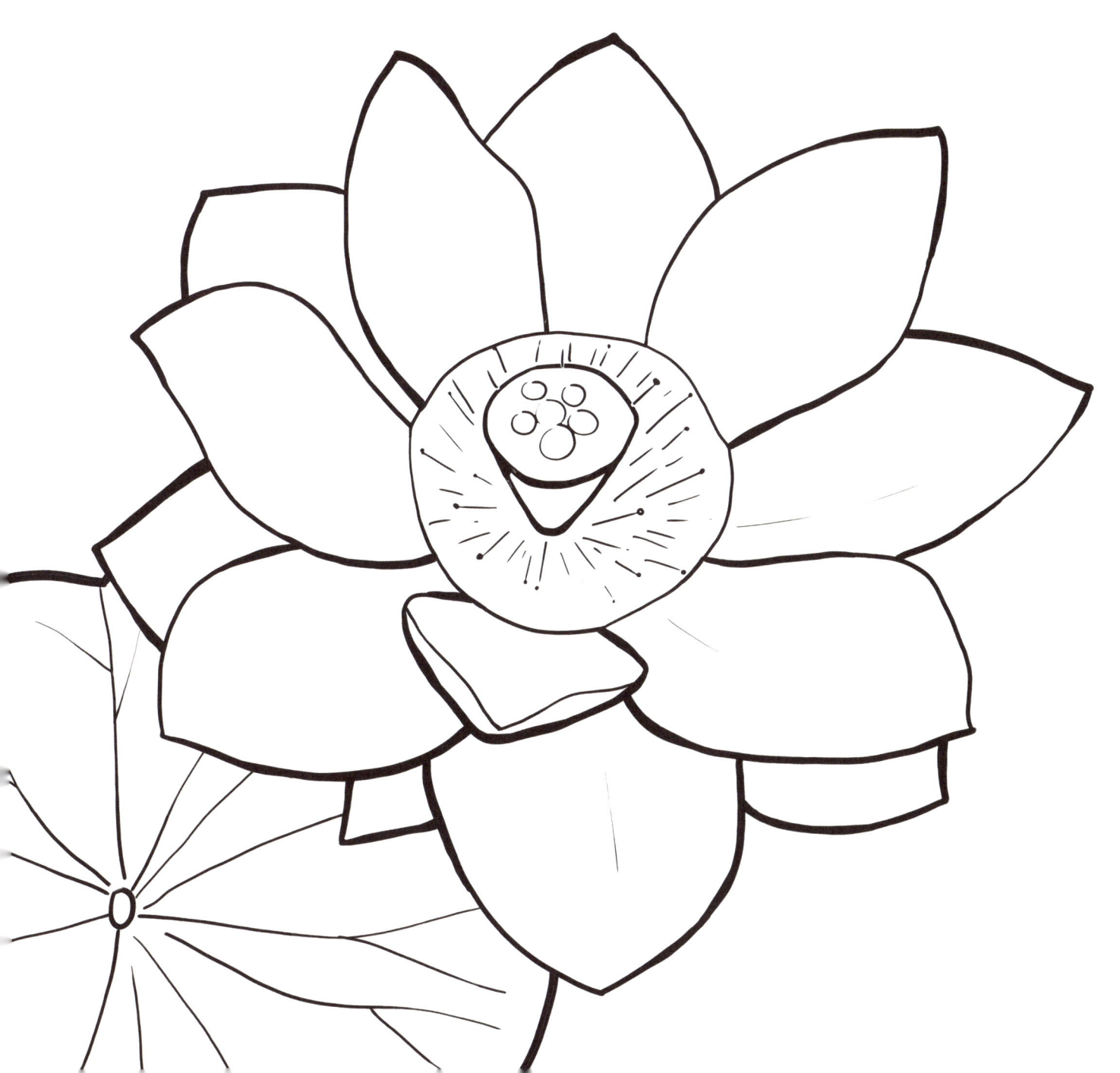

모닥불

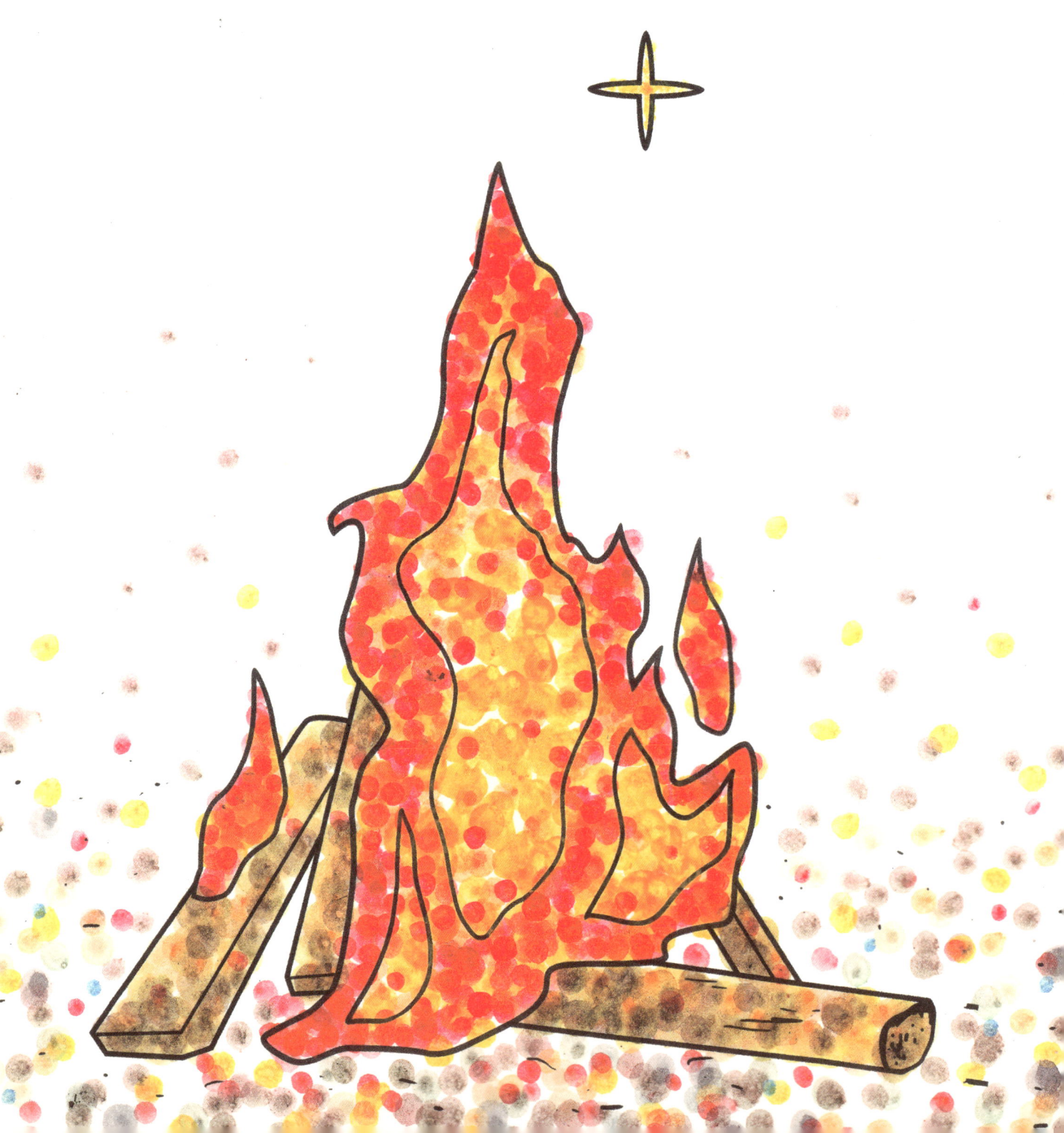

당신이 진정으로 자연을 사랑한다면,
당신은 모든 곳에서 아름다움을 발견할 것이다.
- 빈센트 반 고흐

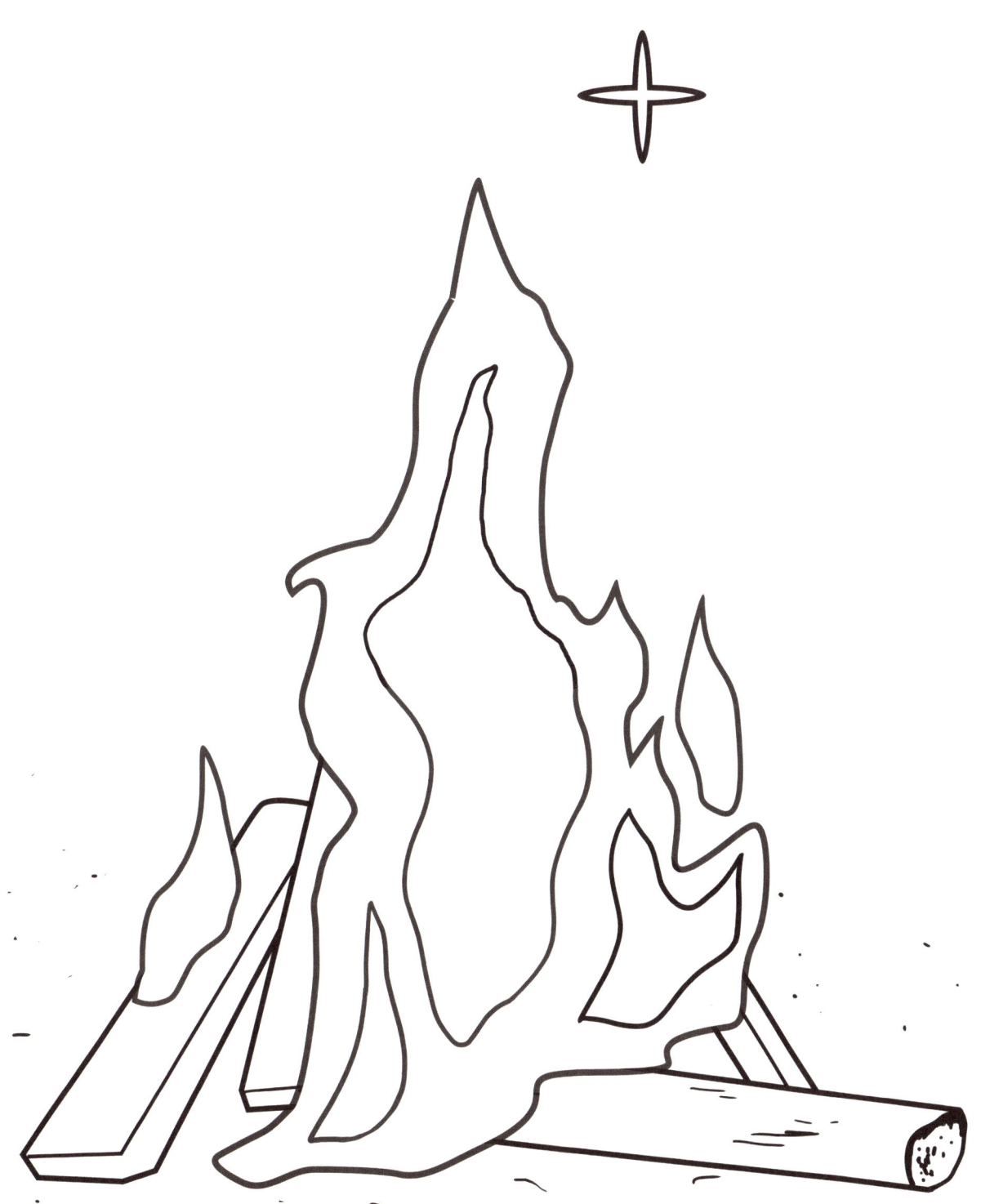

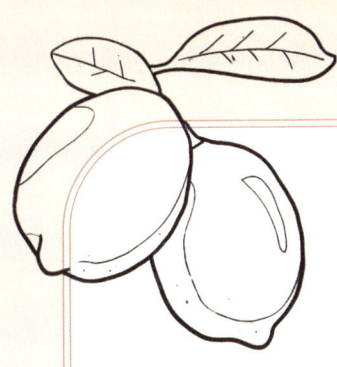

숙련 단계

★ ★

proficiency level

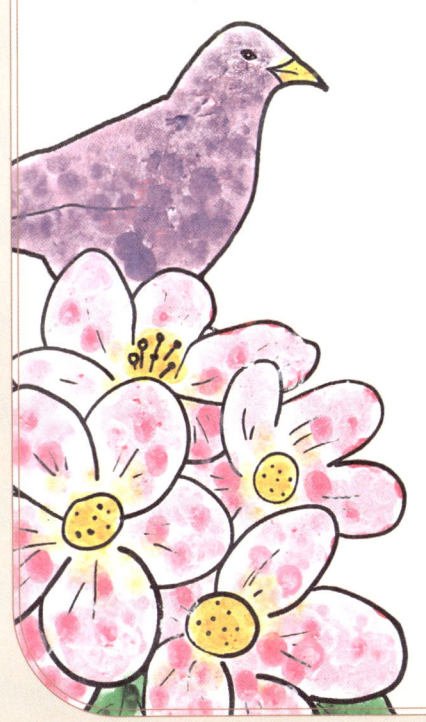
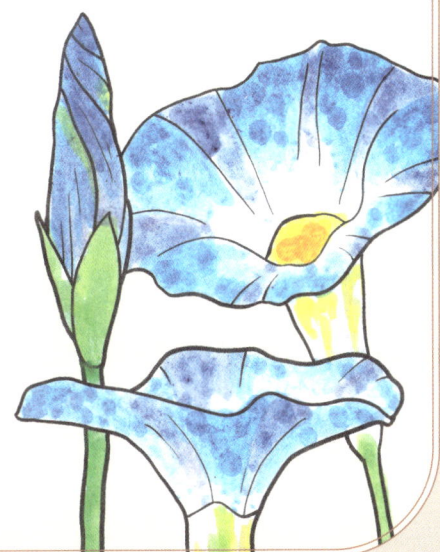

사과

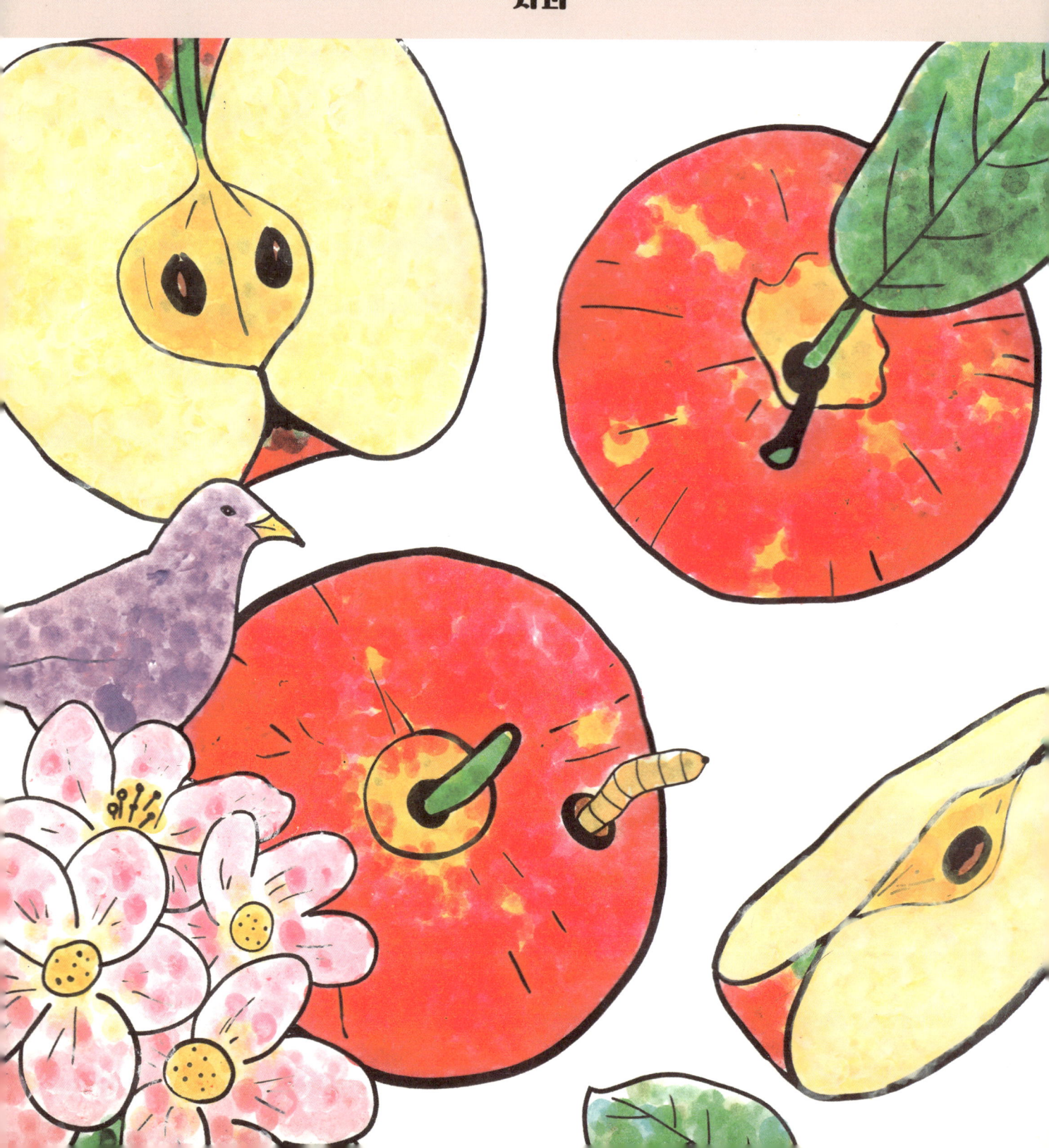

모든 생각은 하나의 씨앗이다.
돌사과를 심고 꿀사과를 수확하길 기대하지 말라.
- 빌 마이어

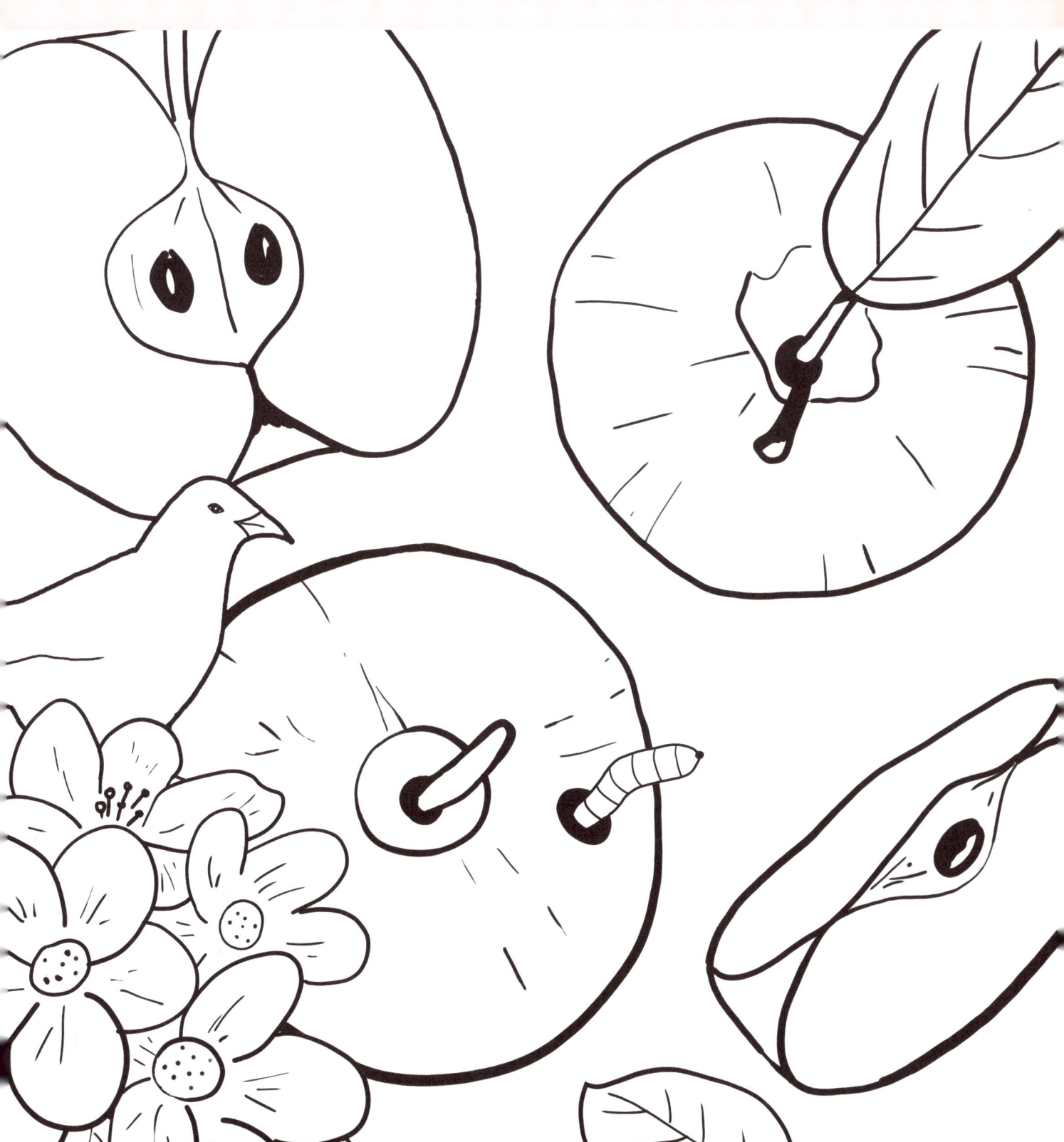

오리

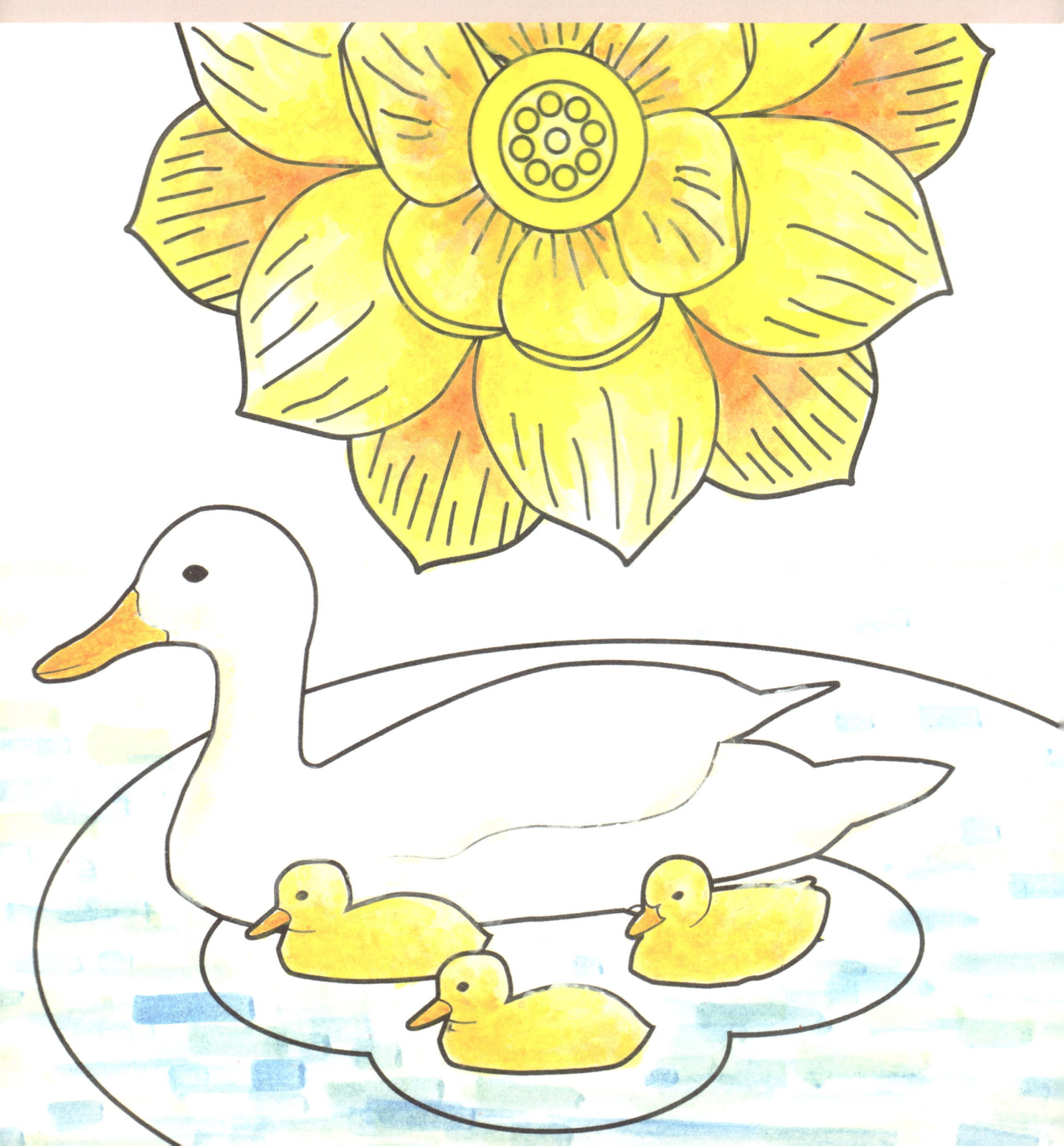

사슴과 달리 오리는 색으로 당신을 볼 수 있고 아주 멀리서도 볼 수 있다.
만약 오리를 볼 수 있다면 오리도 당신을 볼 수 있다.
- 헤더 카버

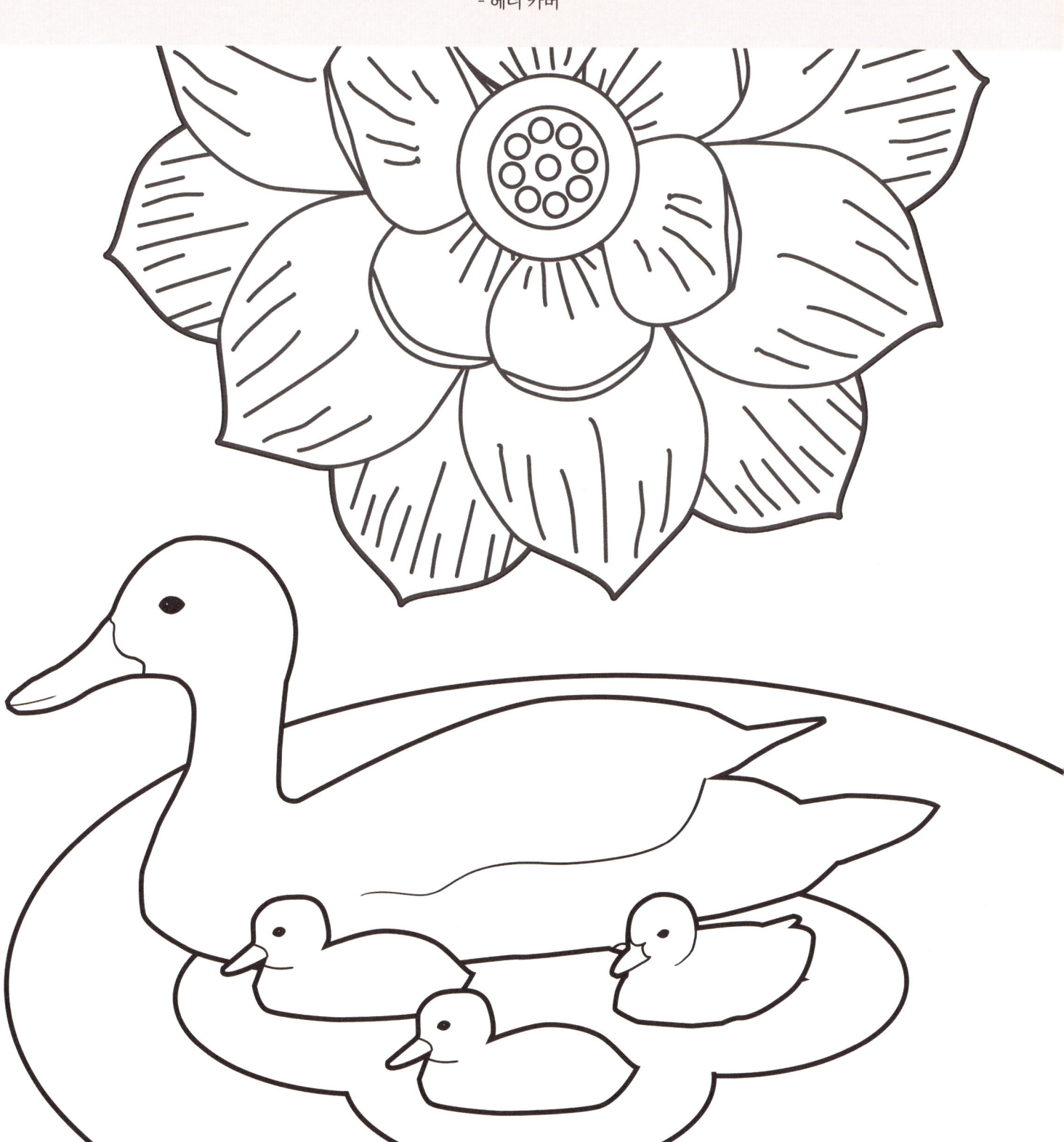

소나무

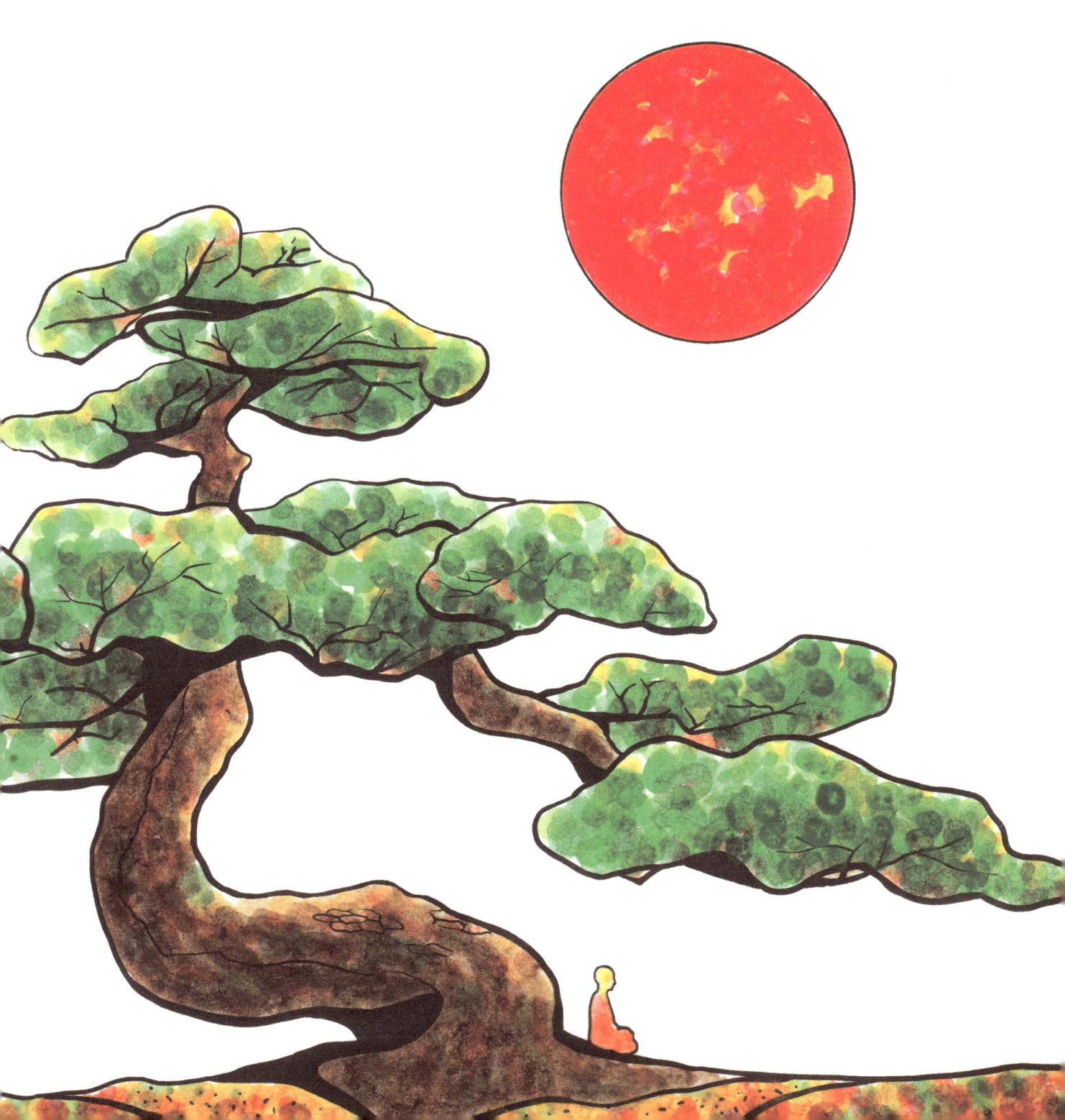

굽은 나무가 제 수명을 다한다.
- 노자

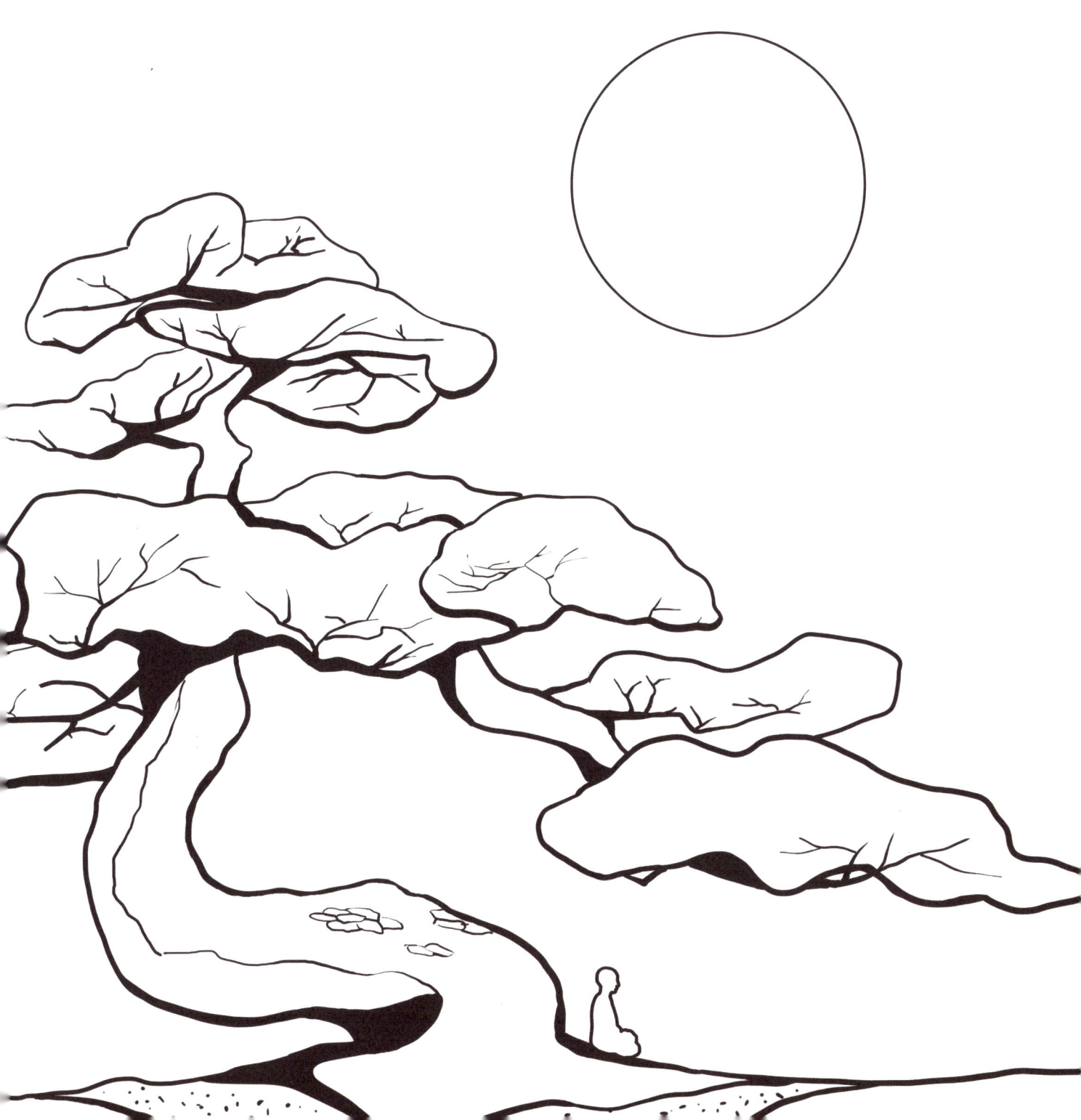

나팔꽃

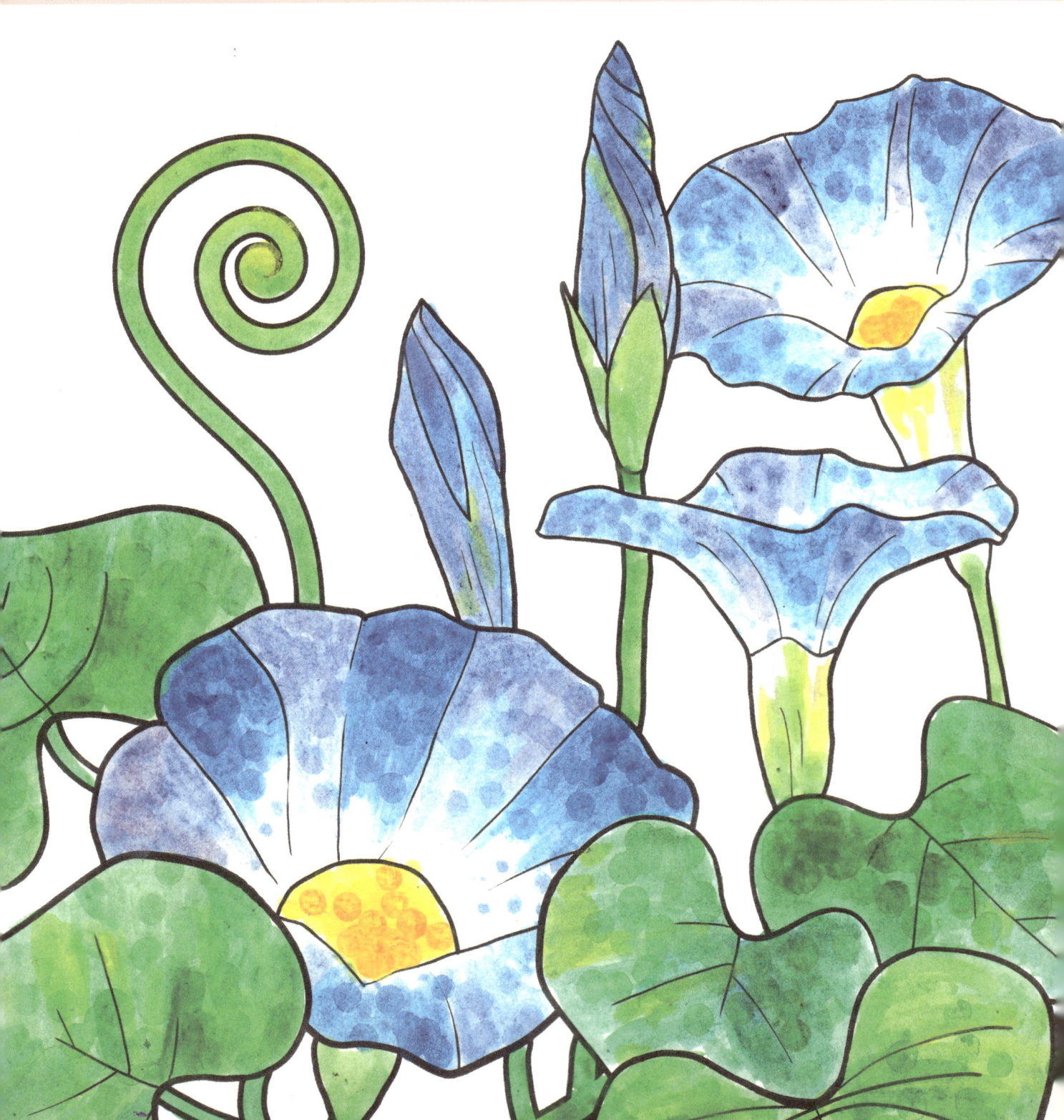

모든 꽃들이 밝게 빛날 수 있는 것은
깊은 어둠에 뿌리를 두고 있기 때문이다.
- 시어도어 로스케

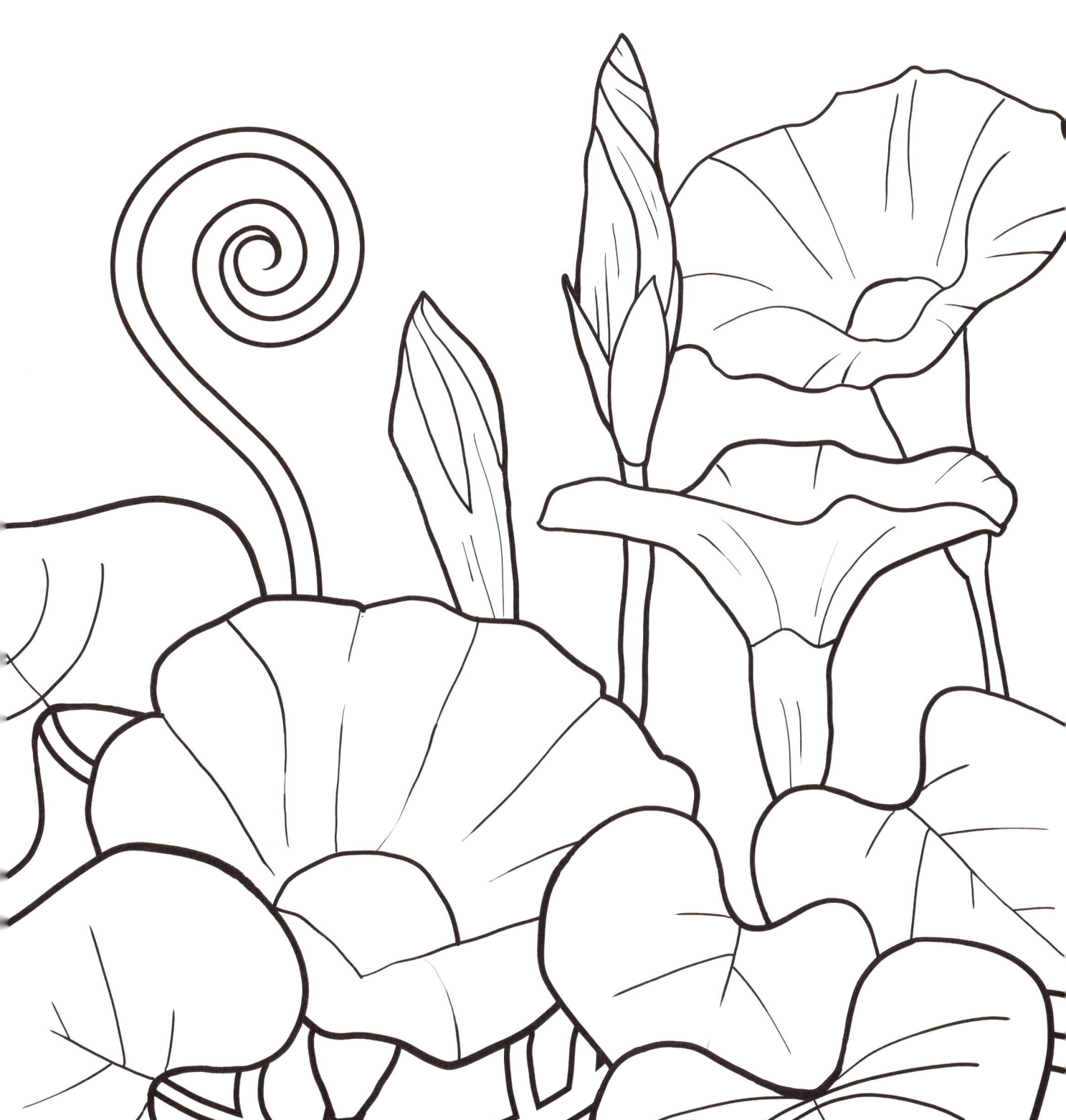

완두콩

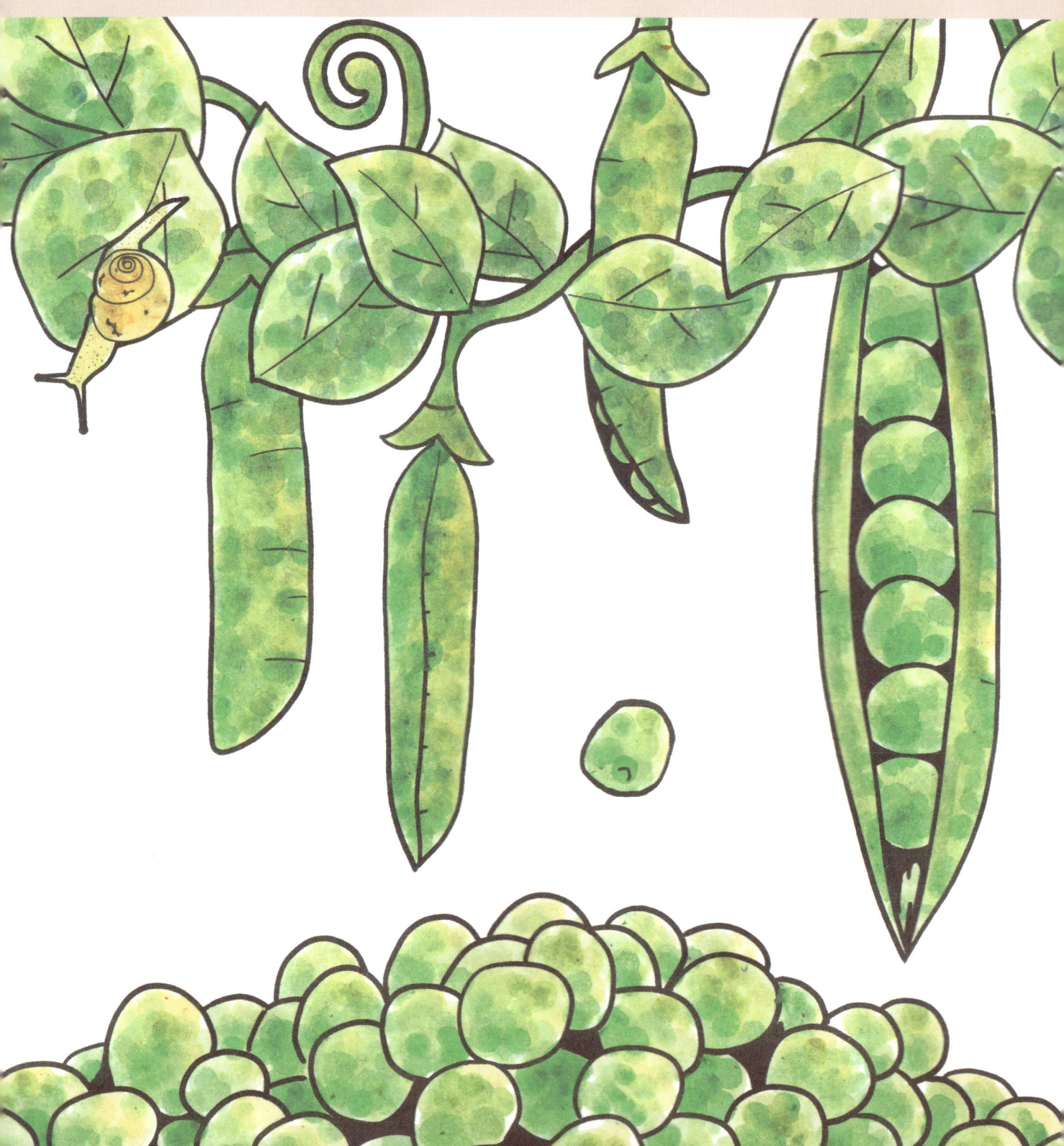

갑자기 그 작은 완두콩, 예쁘고 푸른 완두콩이 지구라는 것을 알았다.
나는 엄지 손가락을 들고 한쪽 눈을 감아 지구를 지워버렸다.
나는 거인처럼 느껴지지 않았다. 아주 아주 작게 느껴졌다.
- 닐 암스트롱

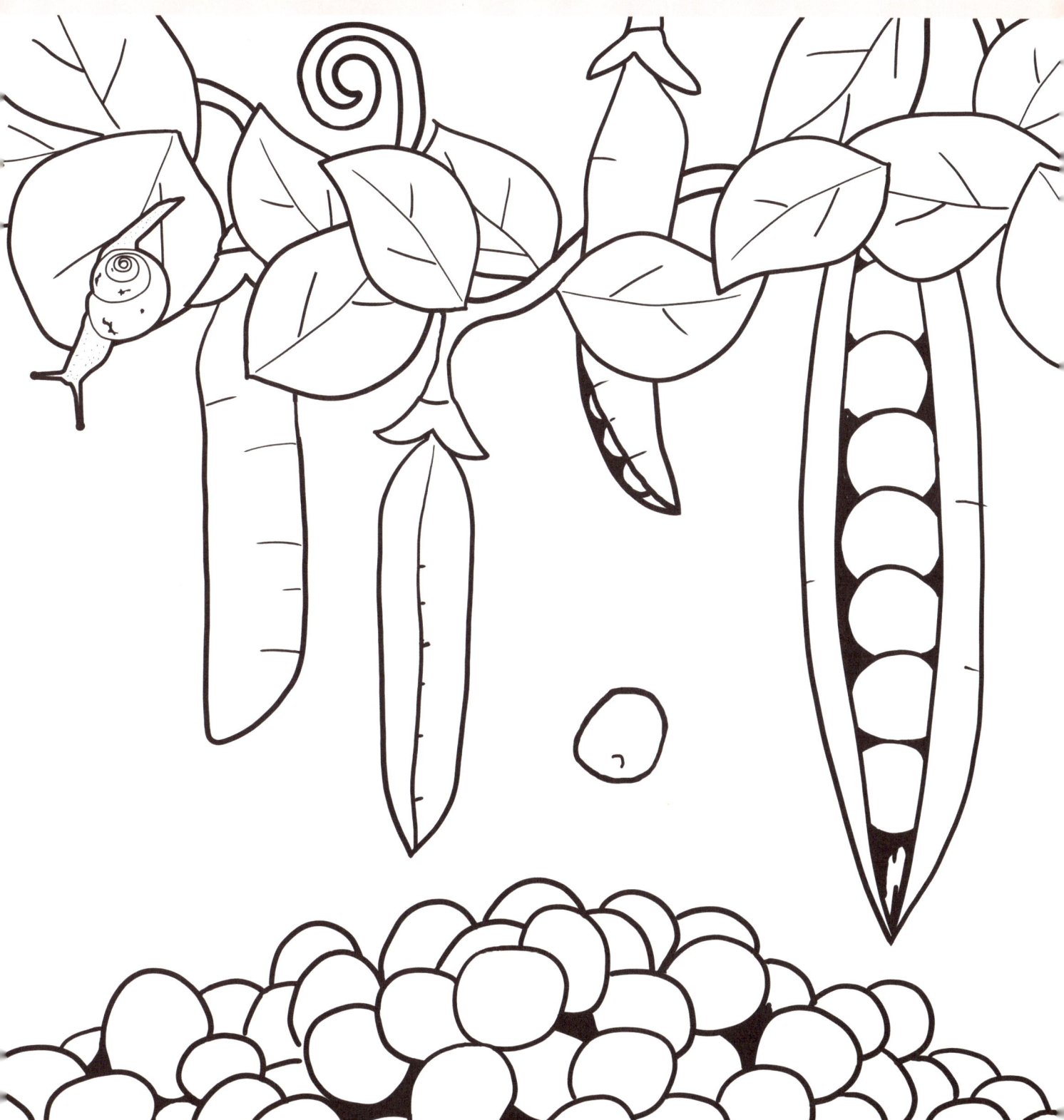

복숭아

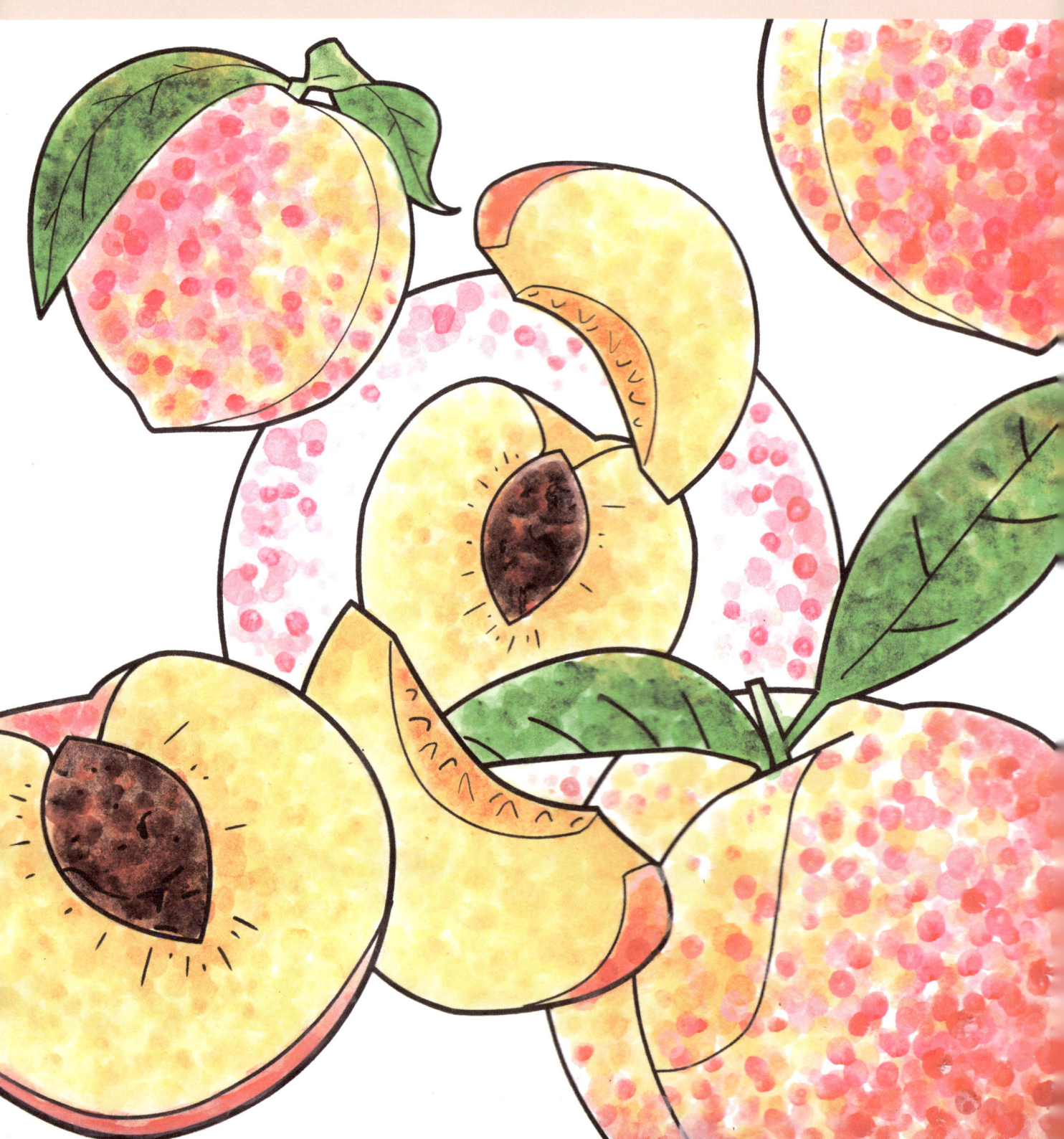

기억, 심지어 힘든 기억조차도 나이가 들수록 복숭아처럼 부드러워졌다.
- 사라 애디슨 앨런

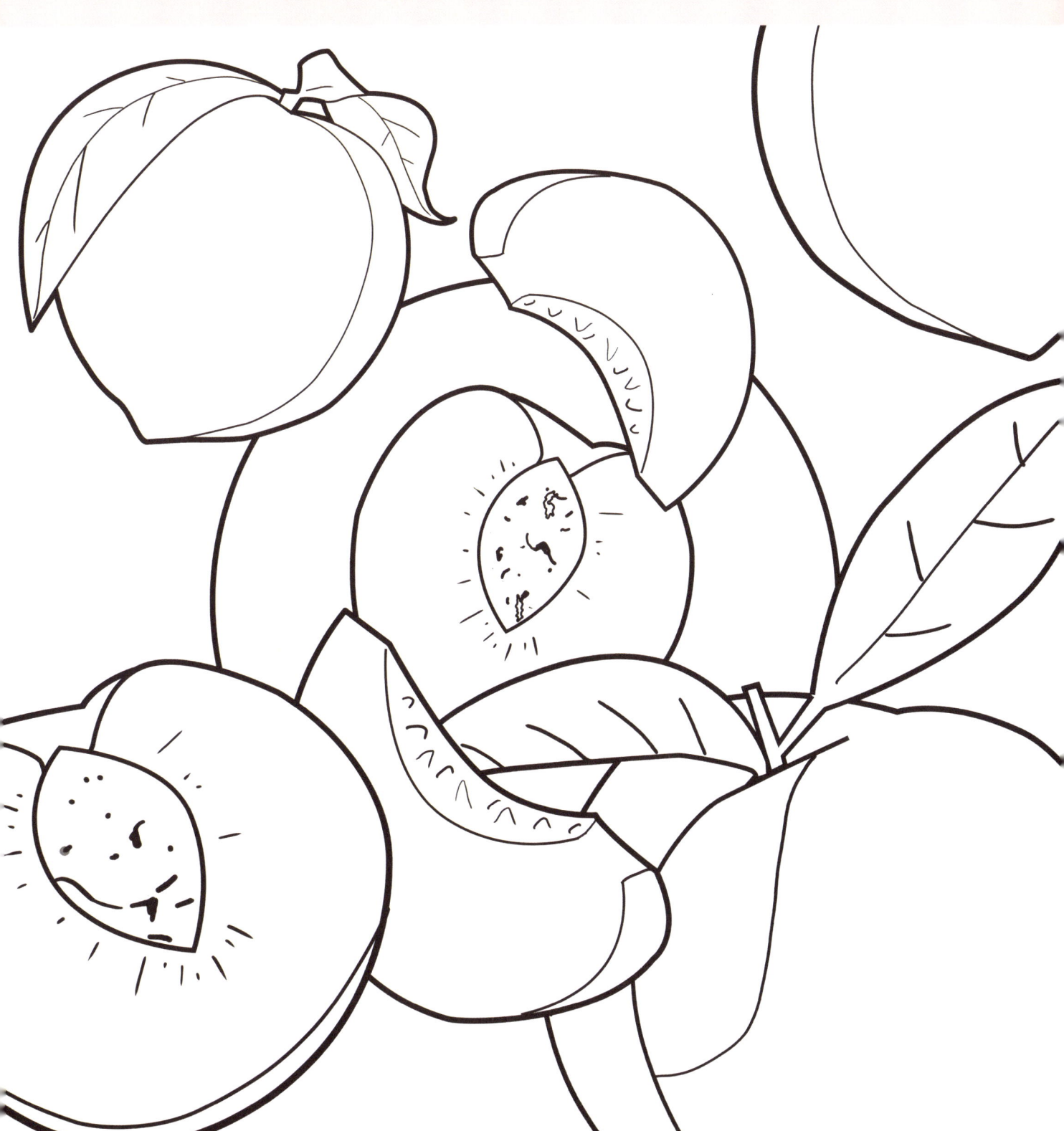

카멜레온

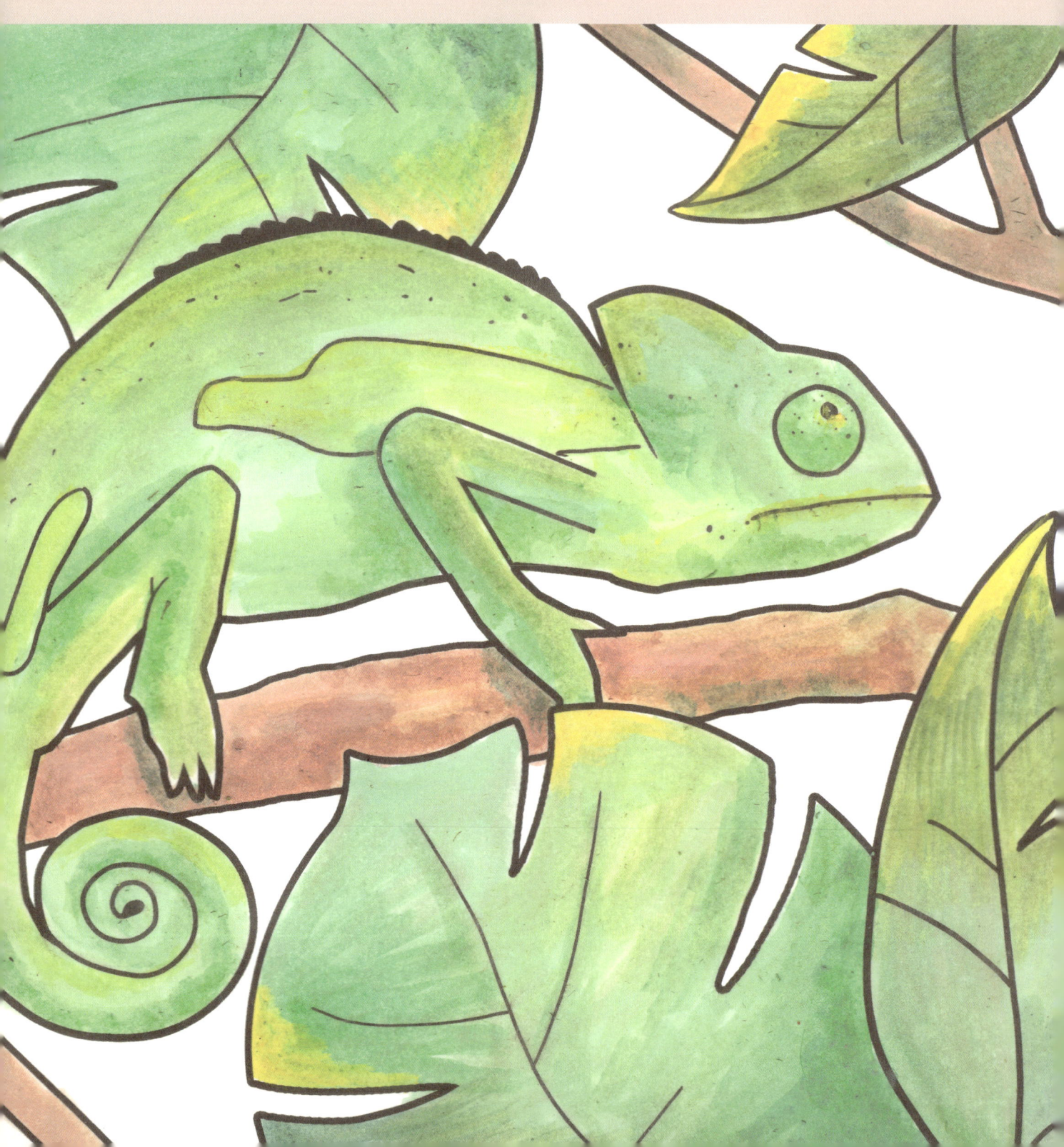

변하지 않고 여행하는 것은 유목민이 되는 것이다.
여행하지 않고 변화하는 것은 카멜레온이 되는 것이다.
여행을 하고 여행을 통해 변화하는 것은 순례자가 되는 것이다.
- 마크 네포

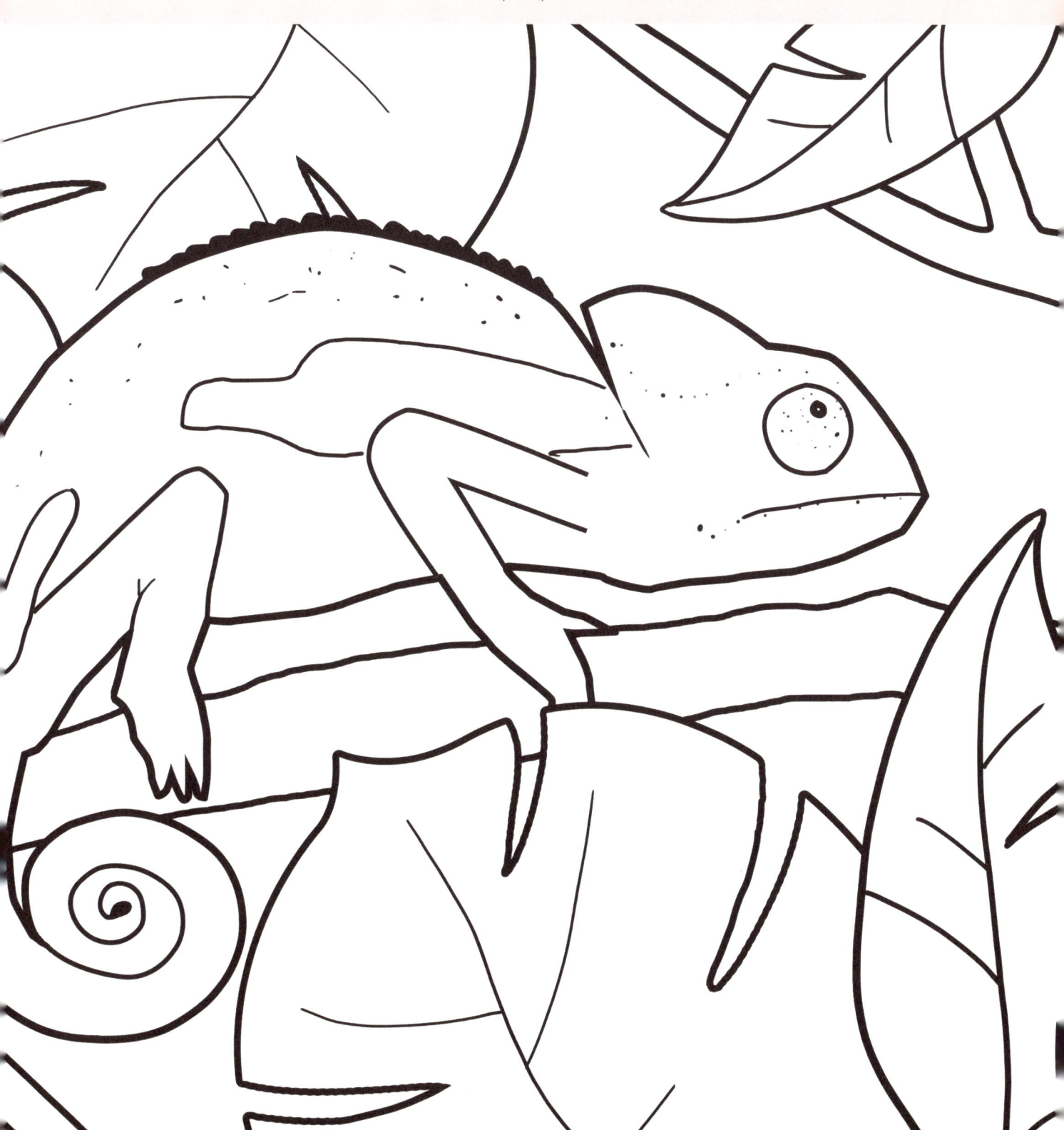

돌고래

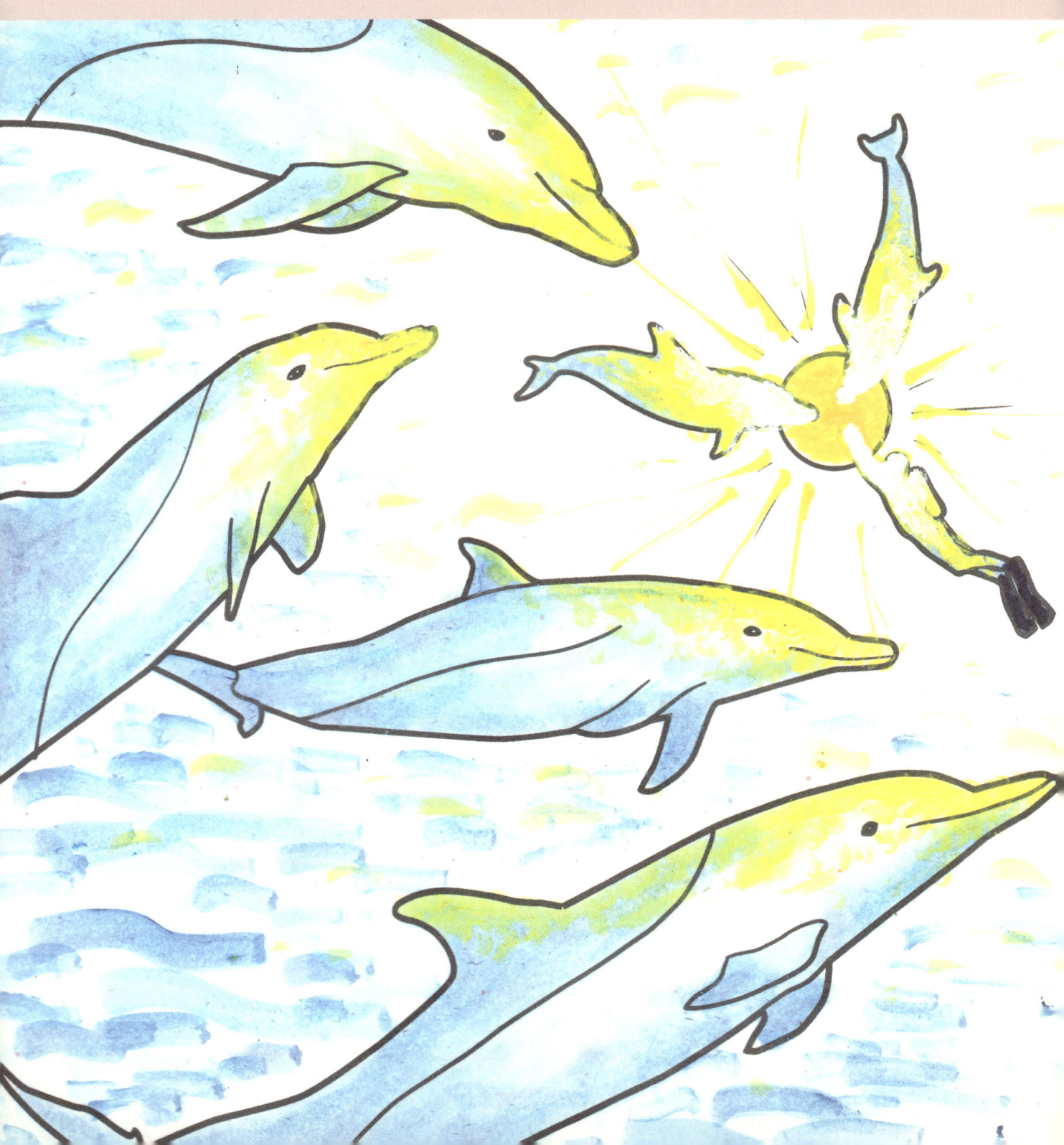

인간은 자동차와 건물, 스타워즈 등을 만들지만,
돌고래는 단지 물속에서 수영하고 물고기를 먹고 놀기 때문에 인간이 돌고래보다 더 똑똑하다고 생각한다.
돌고래는 정확히 같은 이유로 자신들이 인간보다 더 똑똑하다고 믿는다.
- 더글러스 애덤스

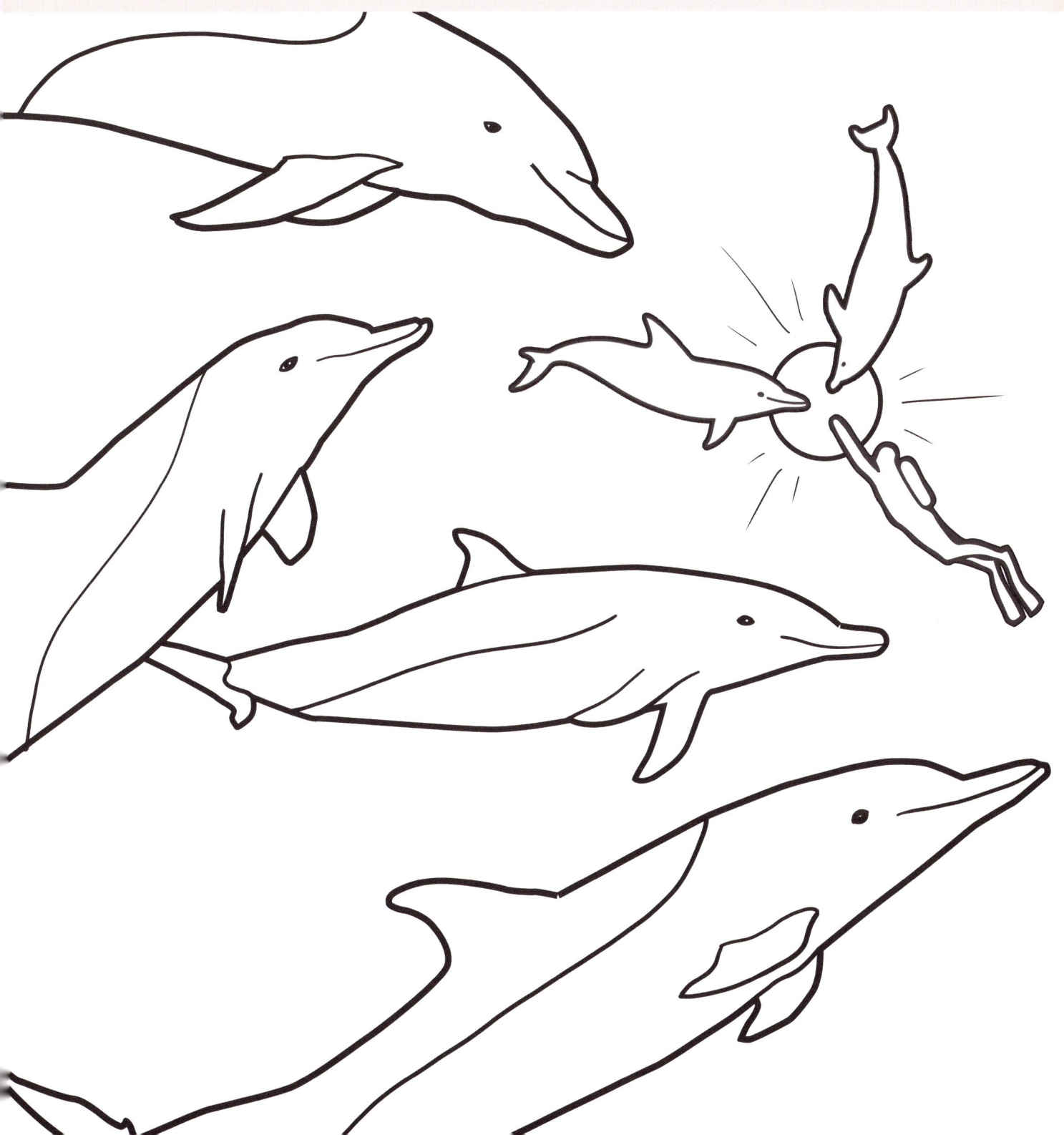

나비

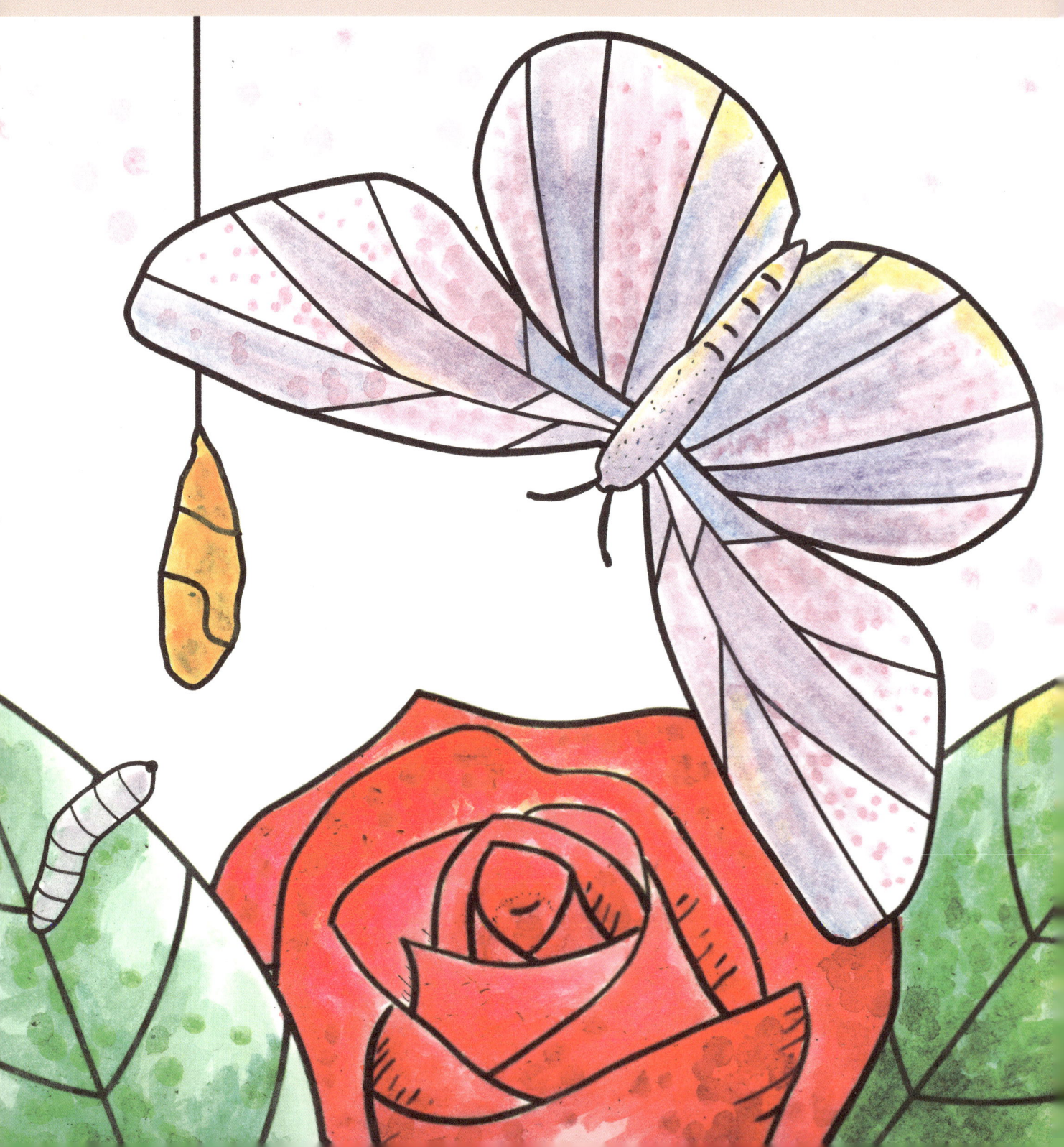

외로움과 고독의 계절은 애벌레가 날개를 펼 때이다.
- 맨디 헤일

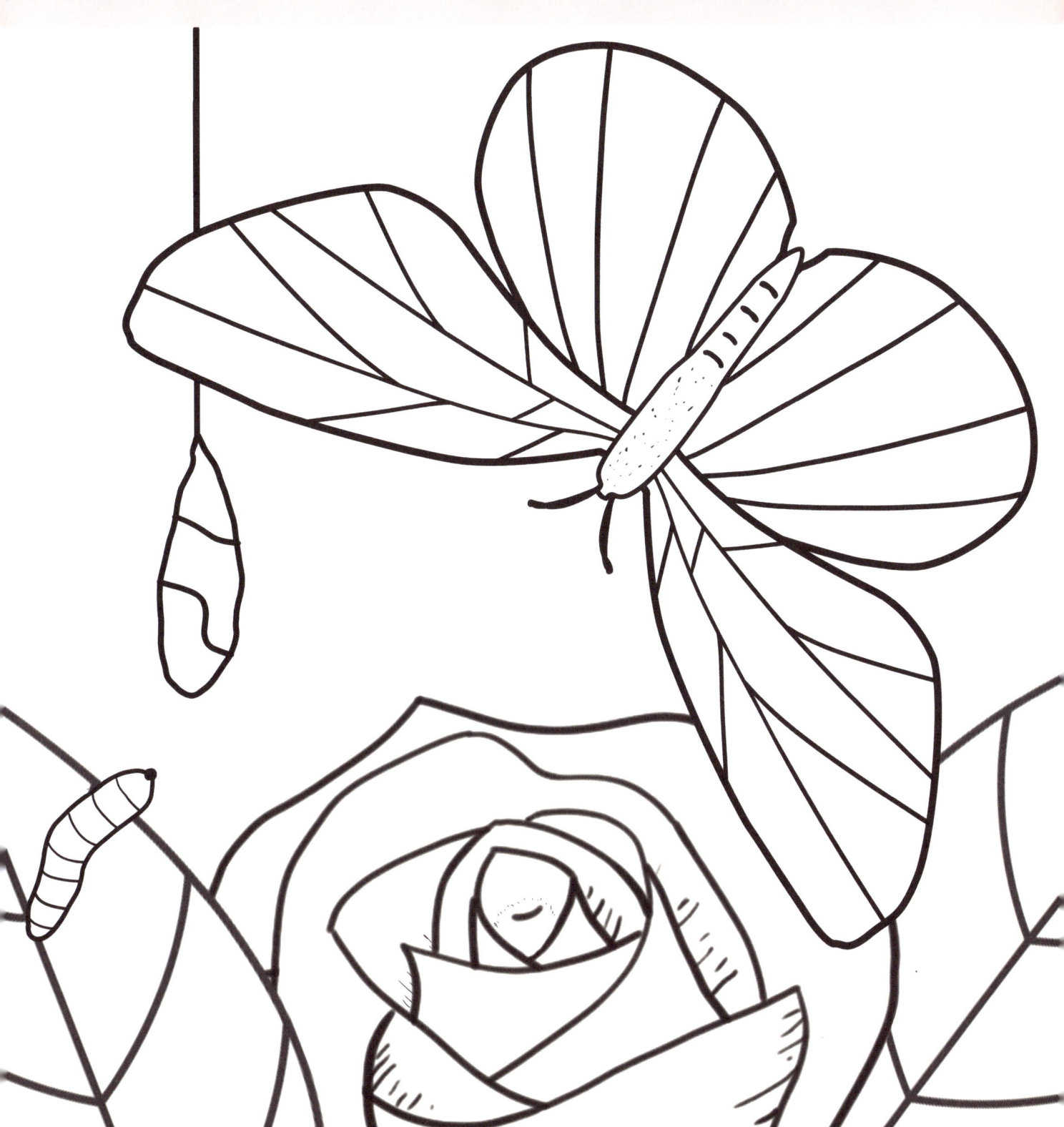

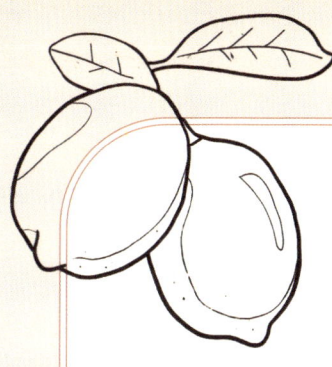

심화 단계

★★★

advanced level

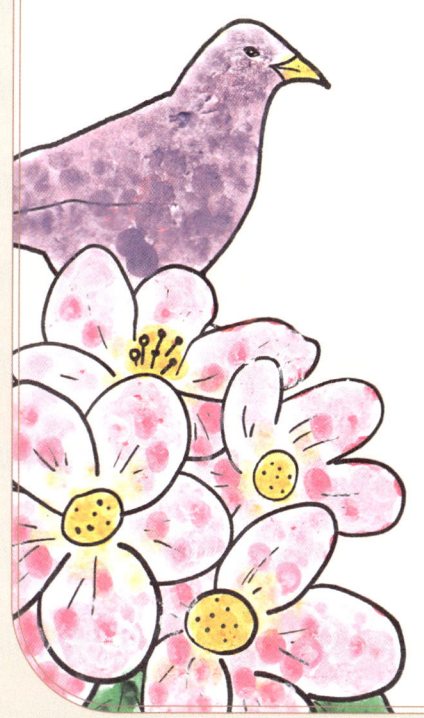
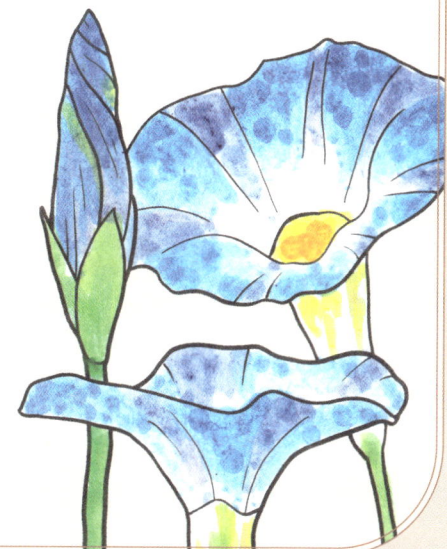

금강 앵무

★ 연습해보고 상상력을 발휘해서 전체 그림을 칠해보세요.

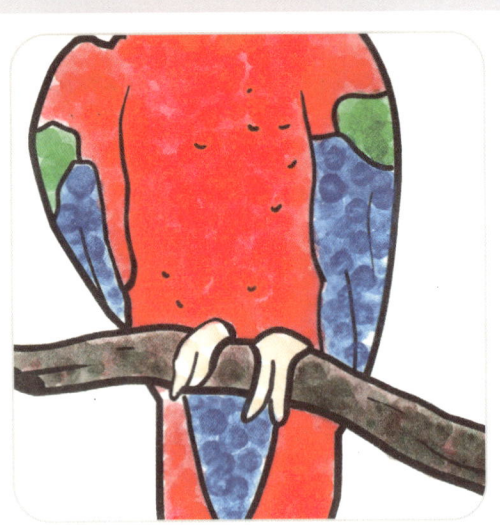

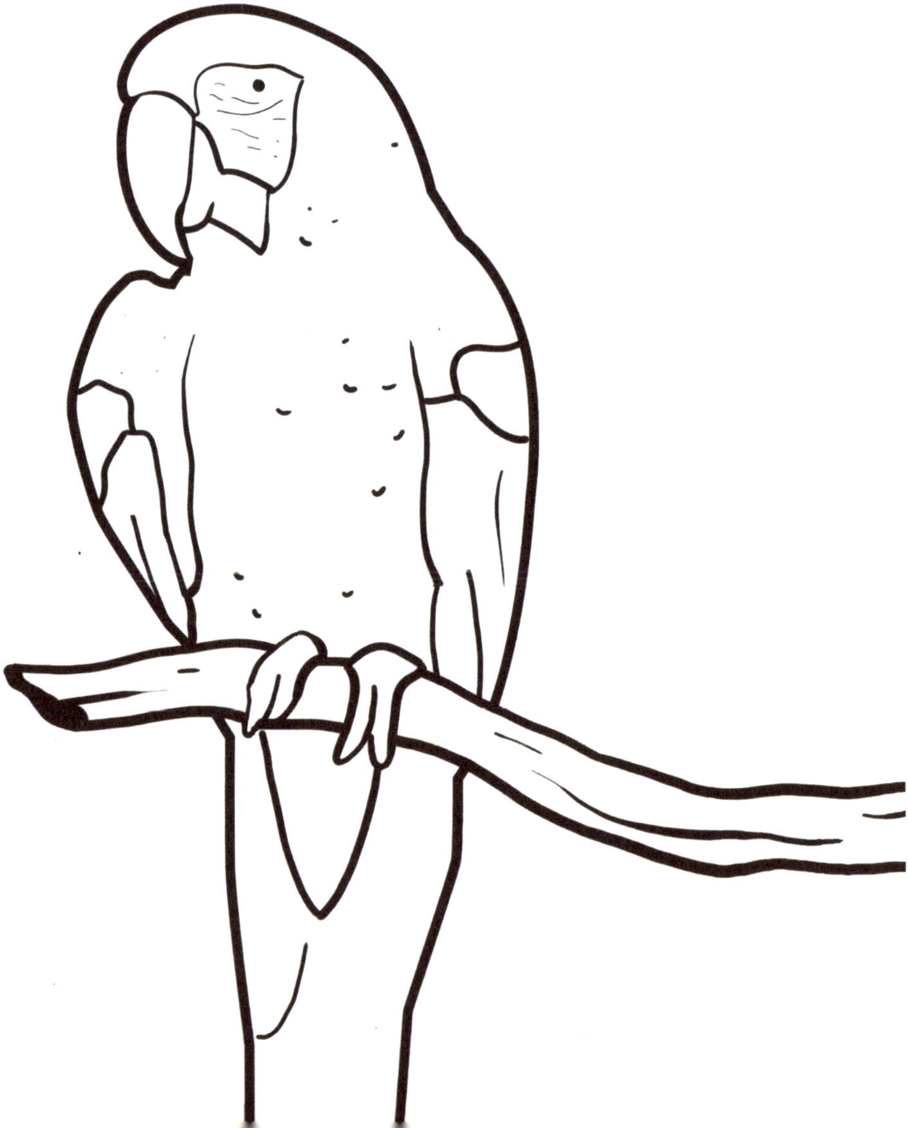

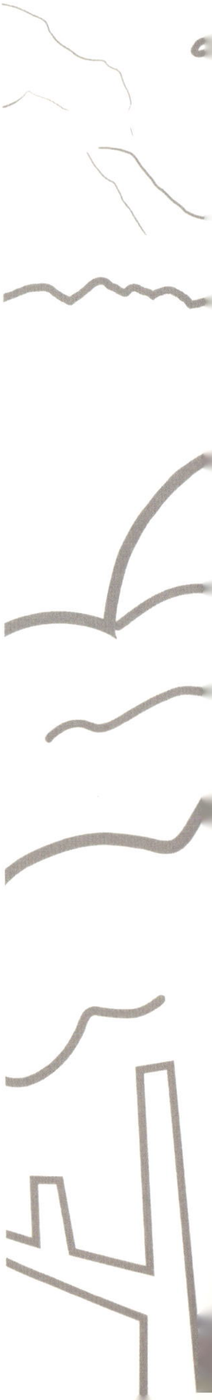

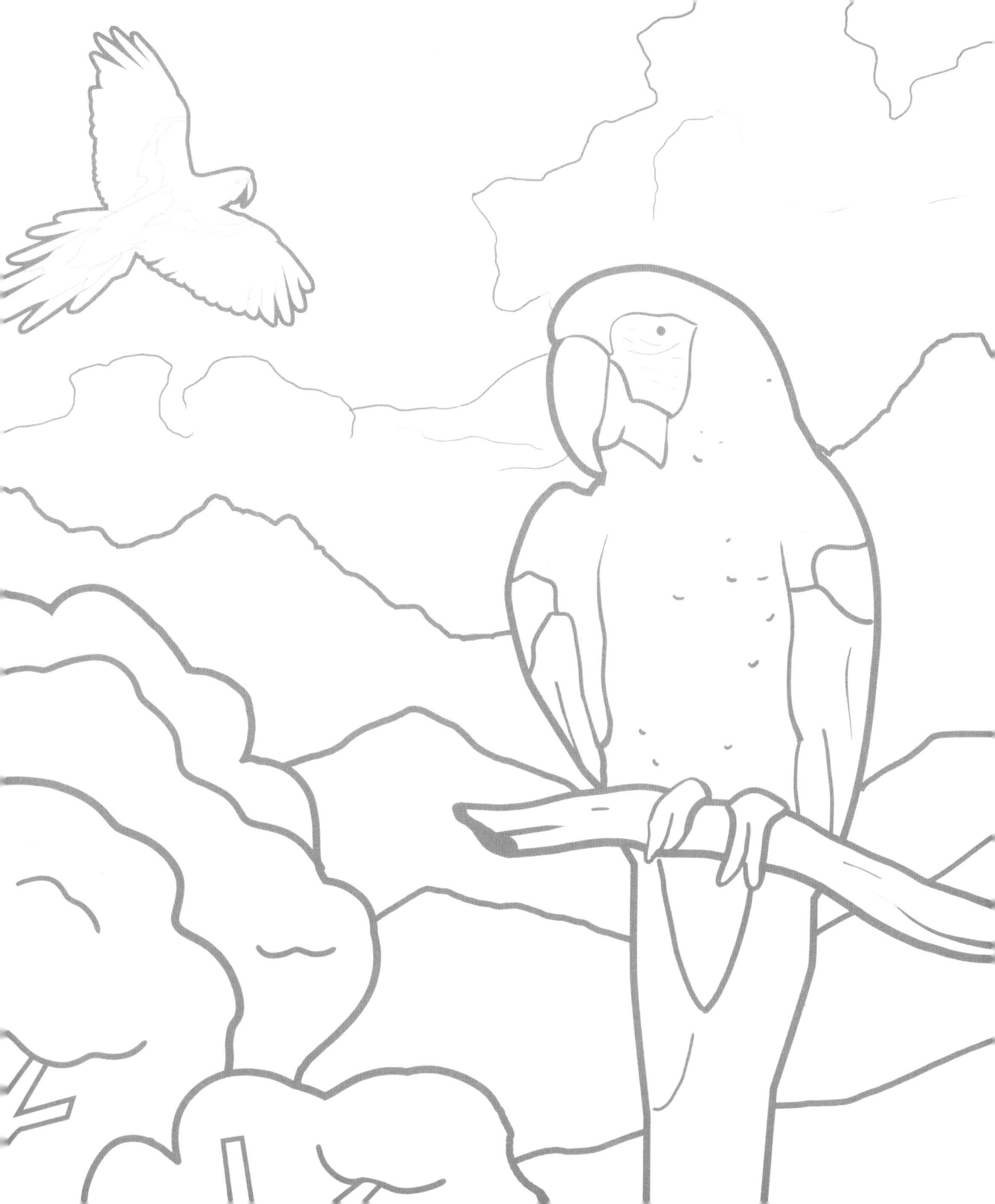

말

★ 연습해보고 상상력을 발휘해서 전체 그림을 칠해보세요.

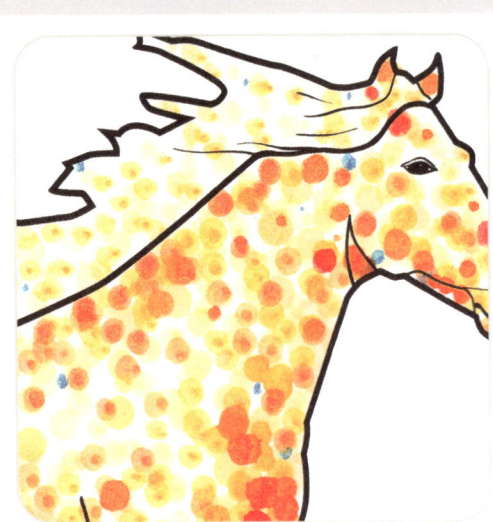

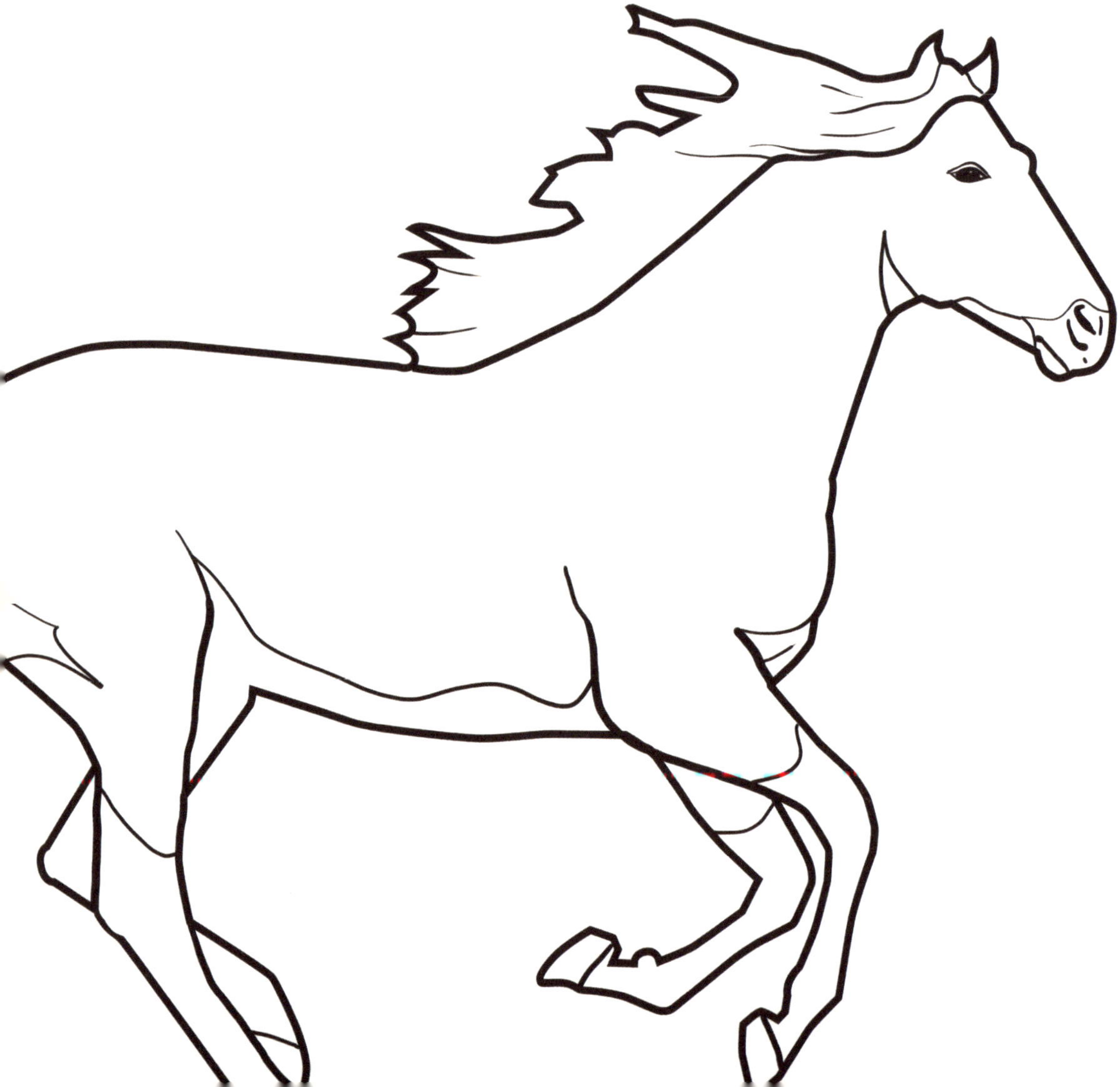

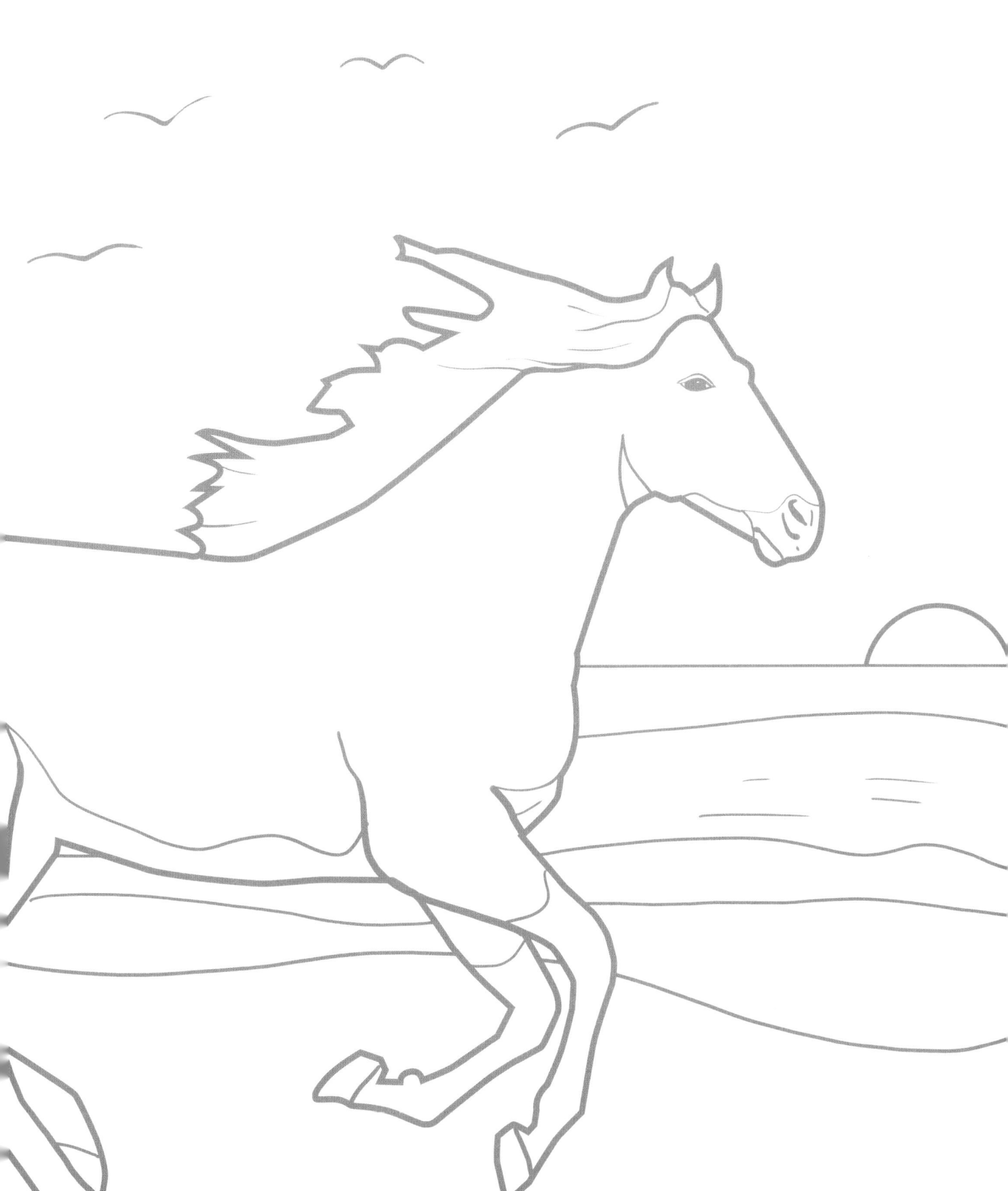

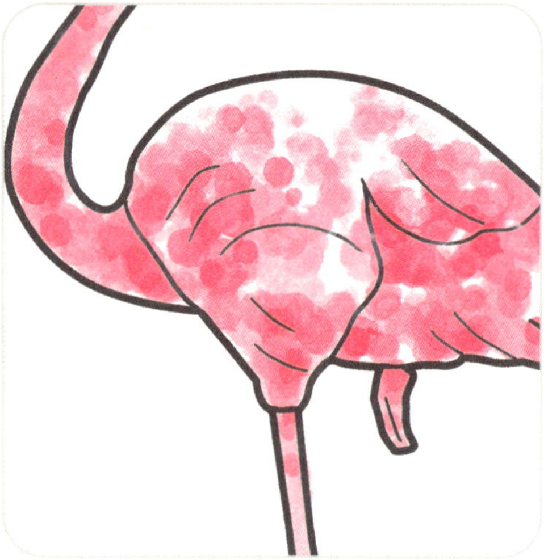

플라밍고

★ 연습해보고 상상력을 발휘해서 전체 그림을 칠해보세요.

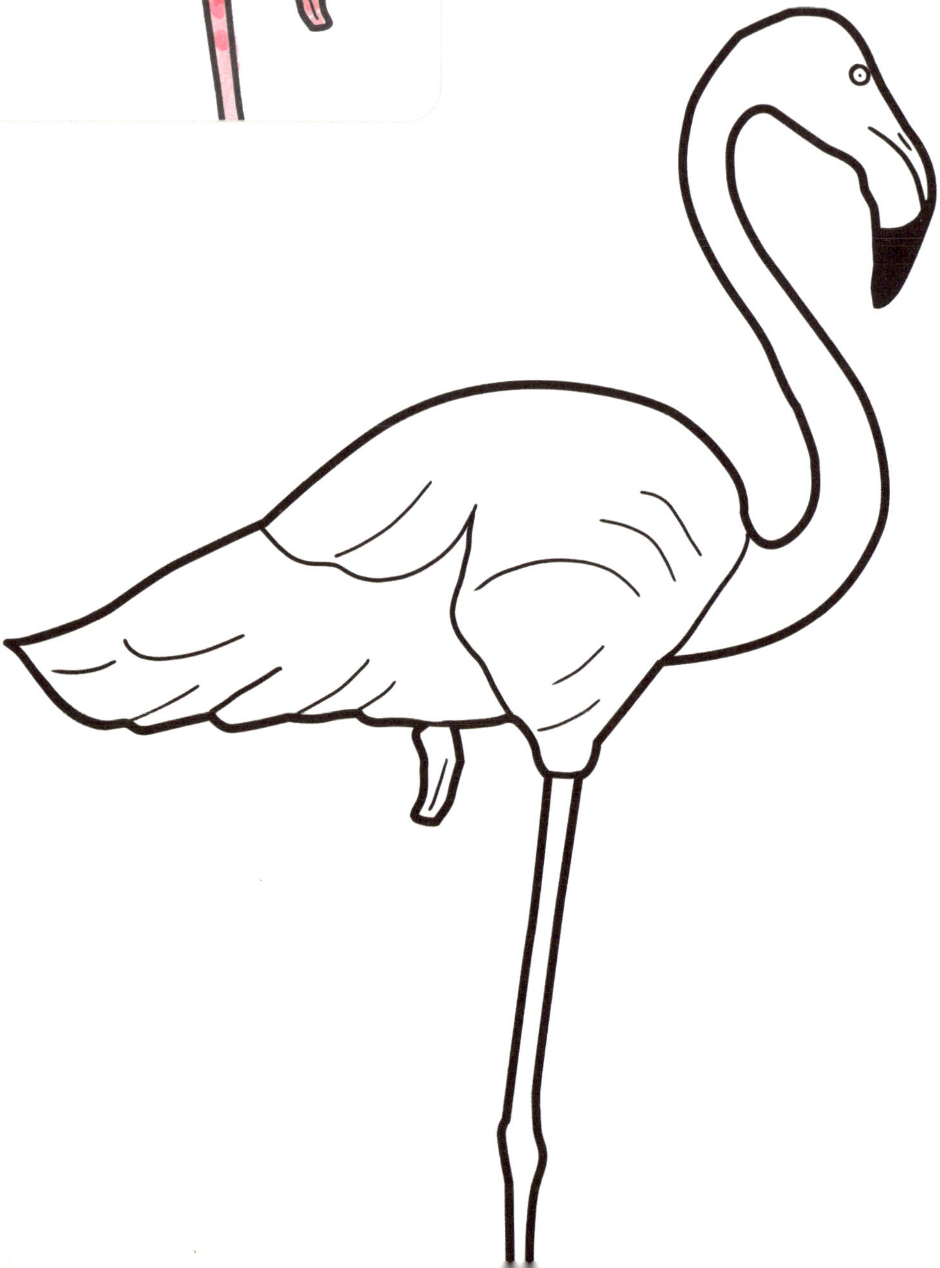

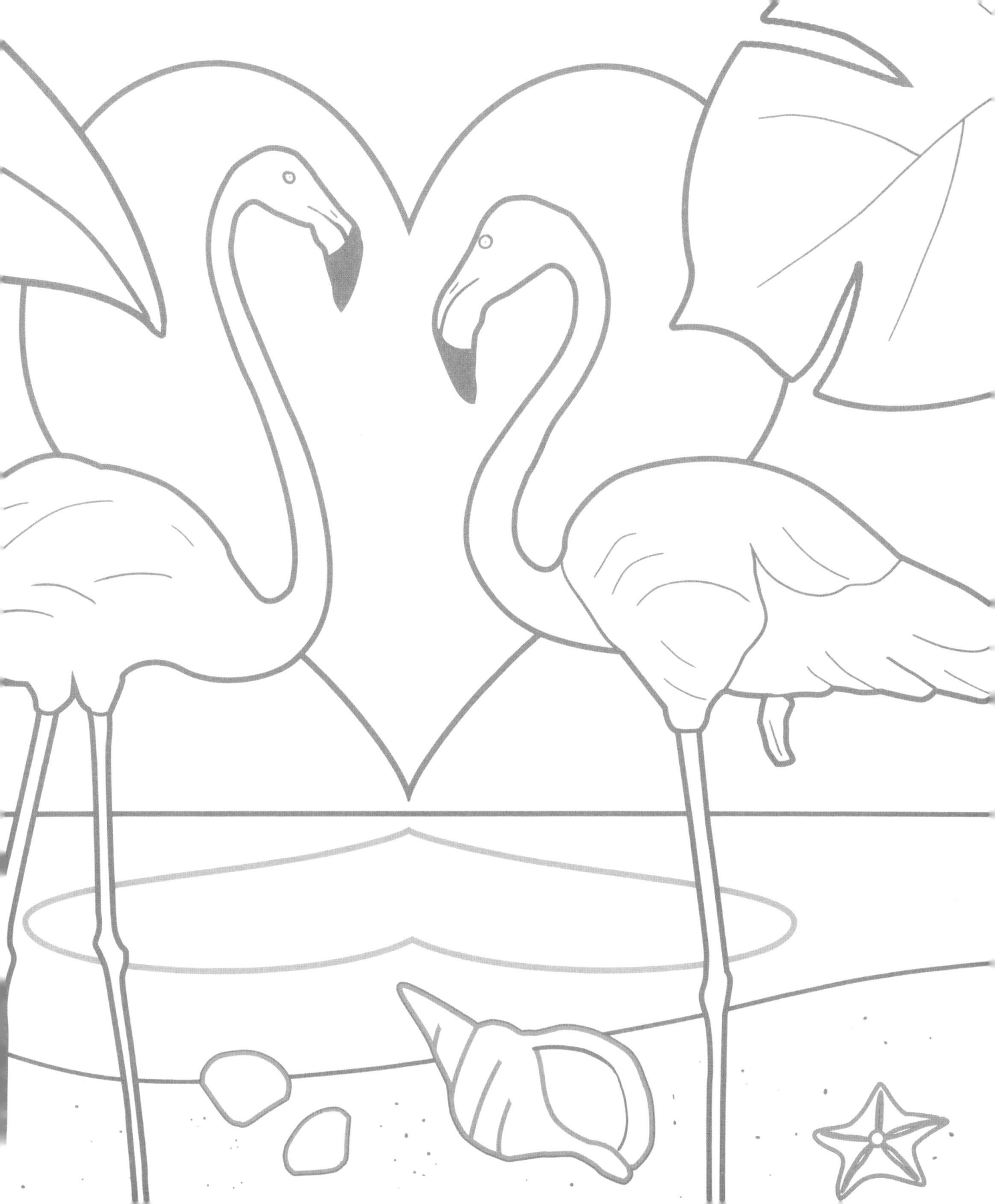

황금 들판

★ 연습해보고 상상력을 발휘해서 전체 그림을 칠해보세요.

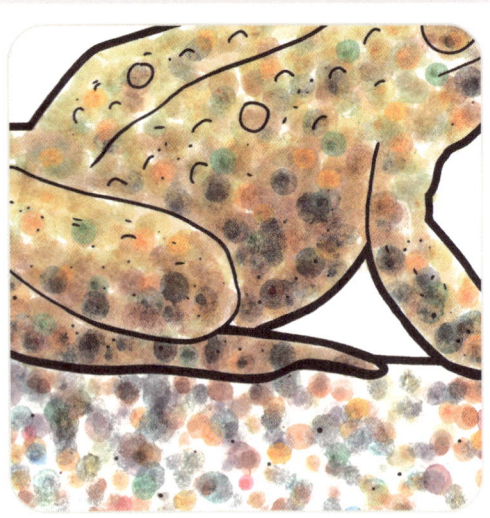
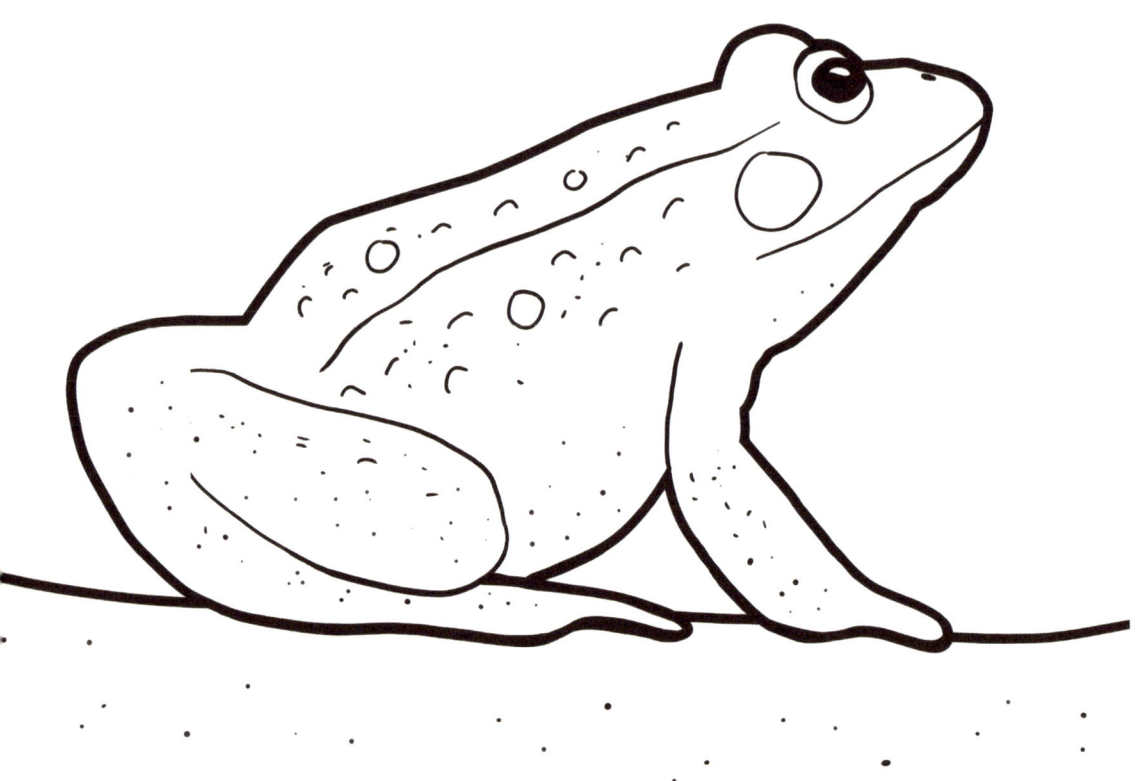

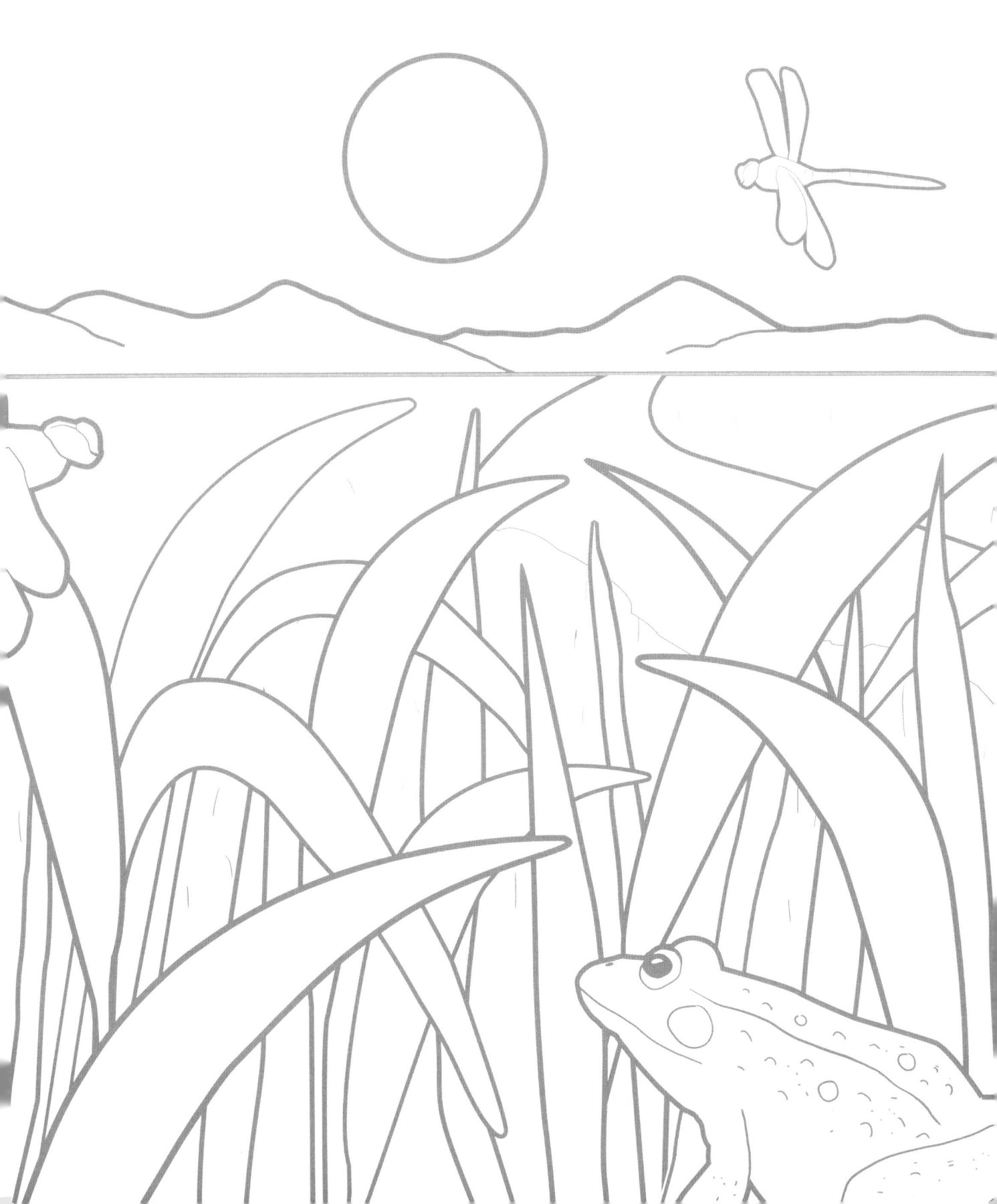

노을

★ 연습해보고 상상력을 발휘해서 전체 그림을 칠해보세요.

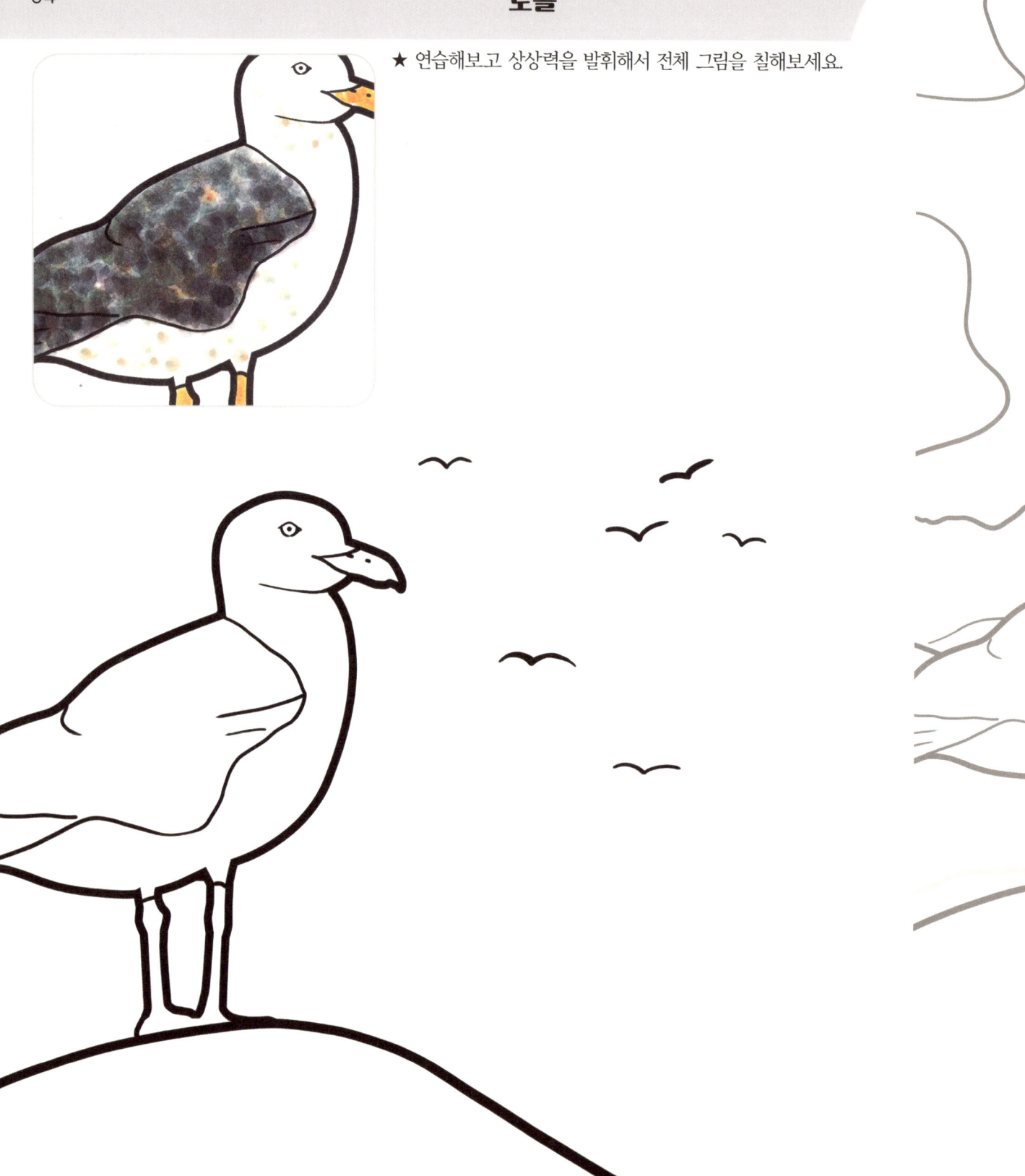

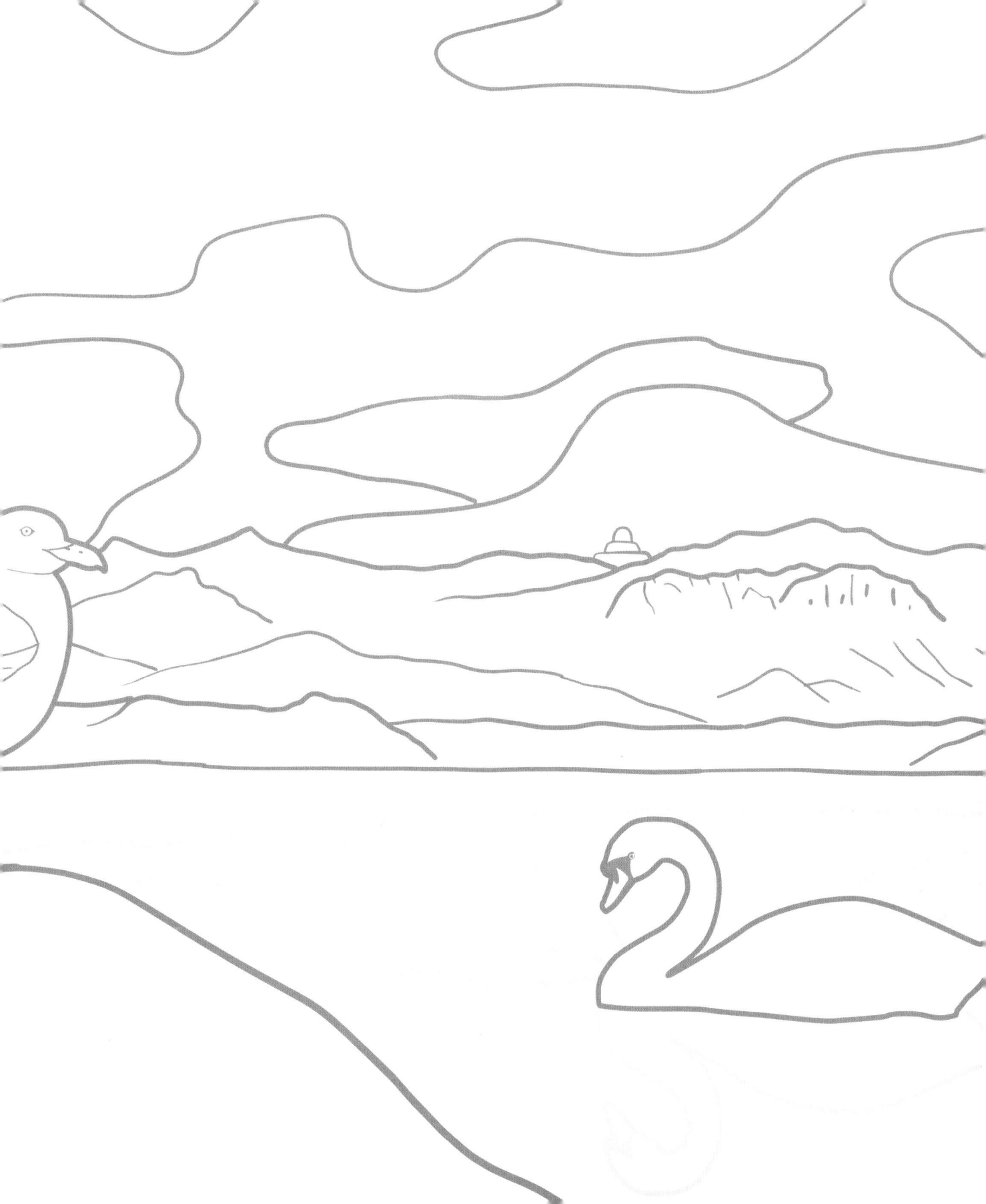

초원

★ 연습해보고 상상력을 발휘해서 전체 그림을 칠해보세요.

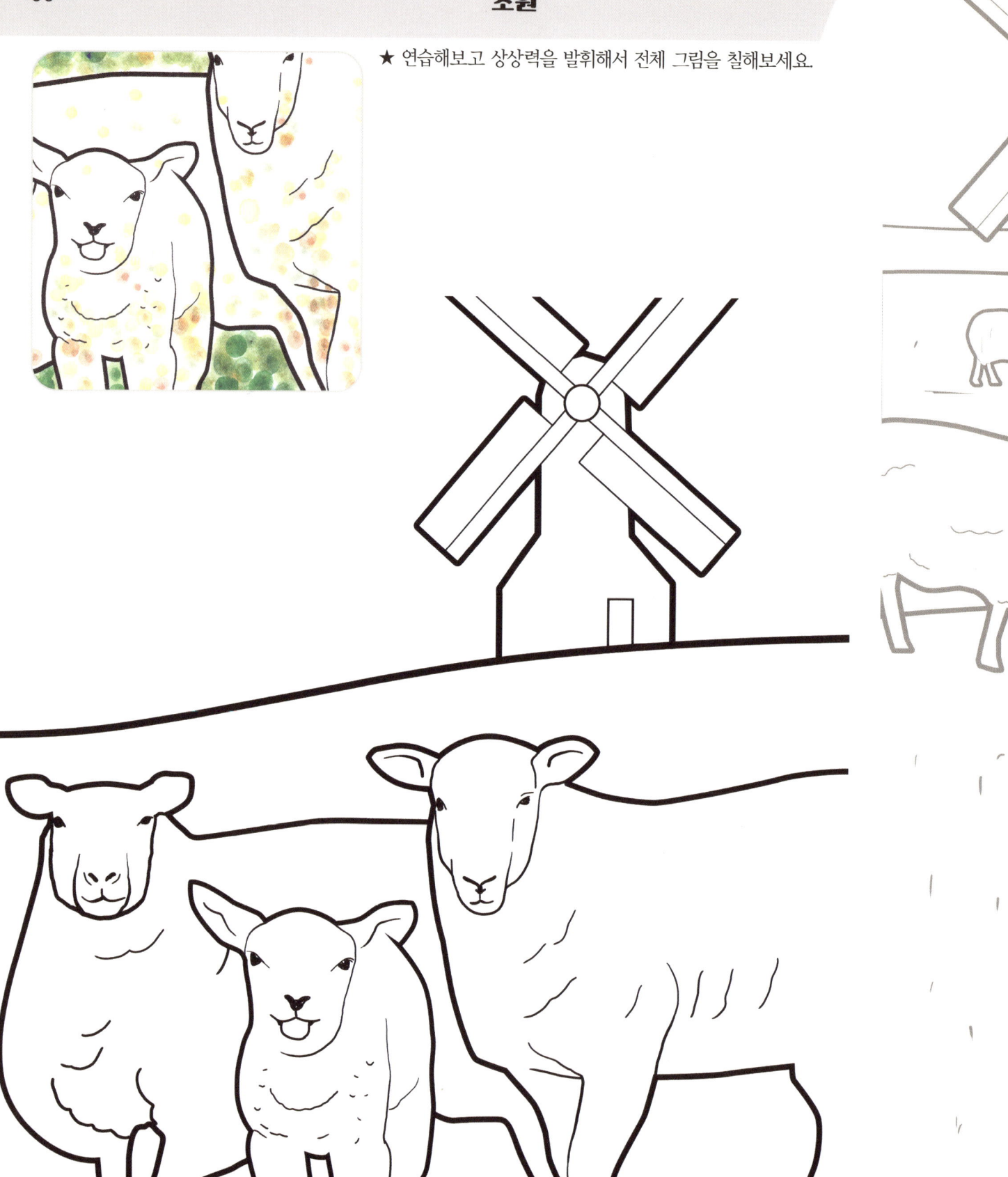

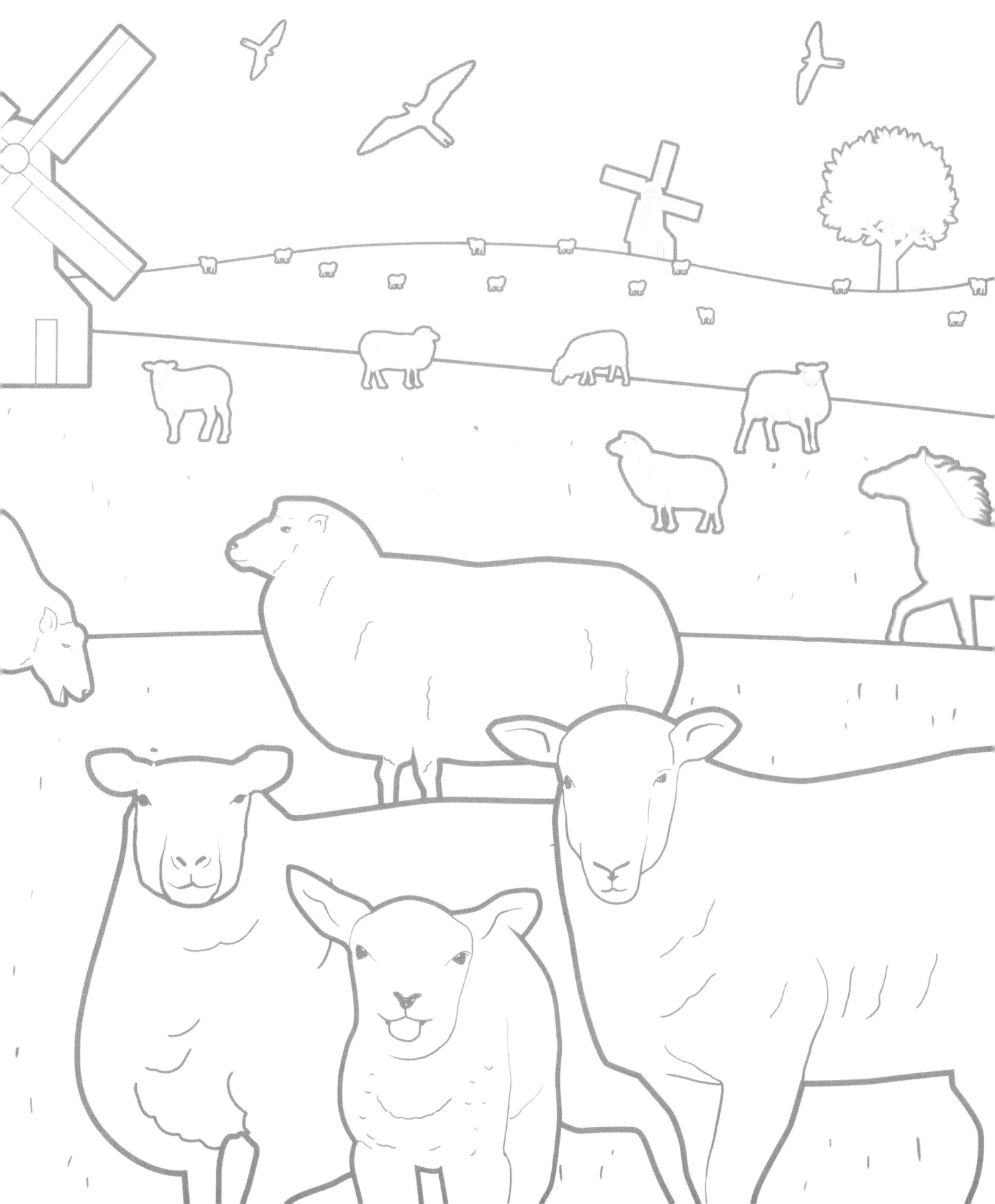

바다

★ 연습해보고 상상력을 발휘해서 전체 그림을 칠해보세요.

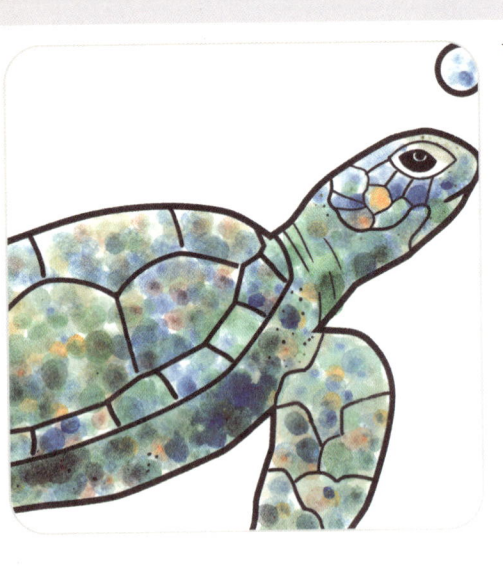

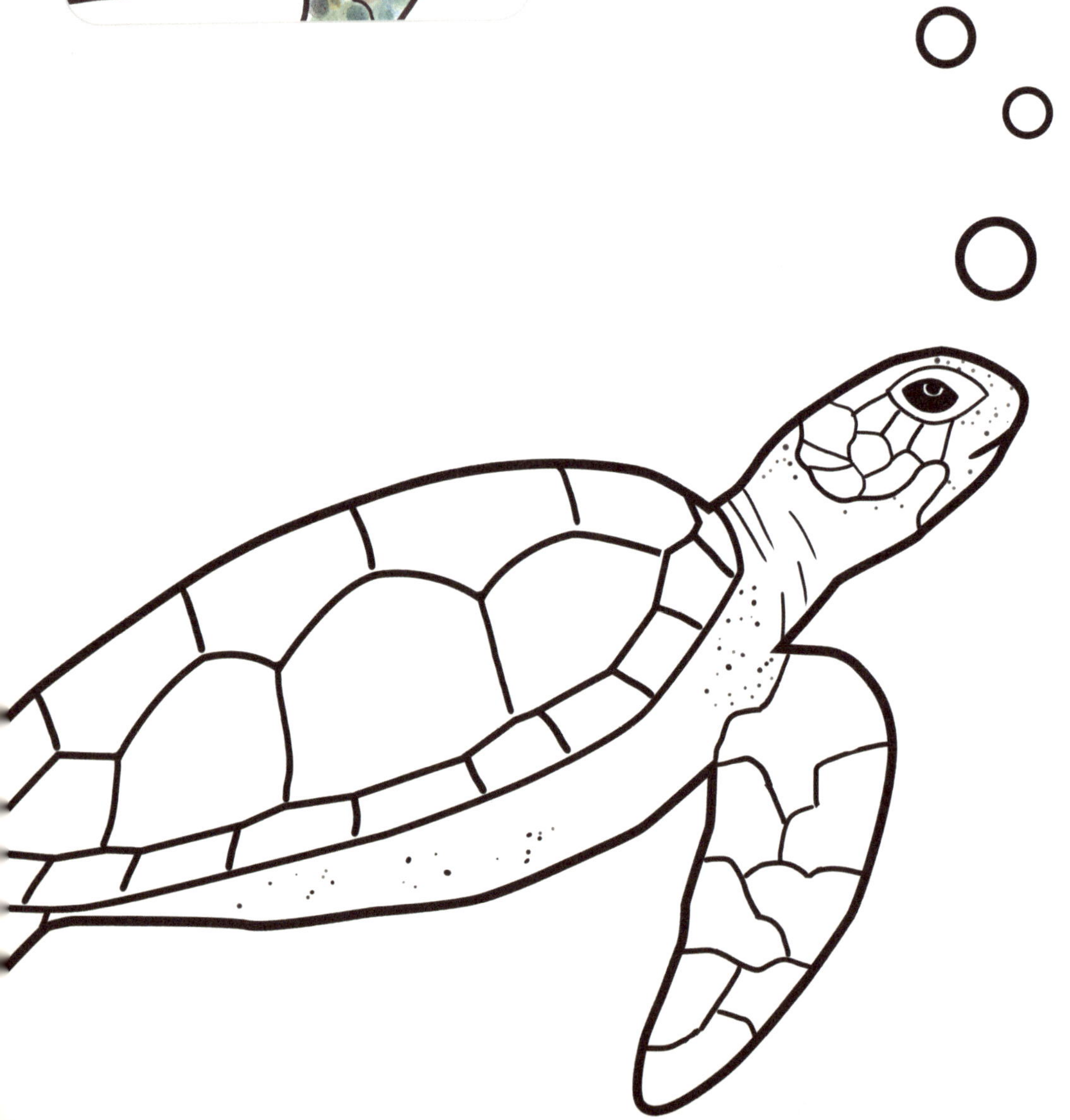

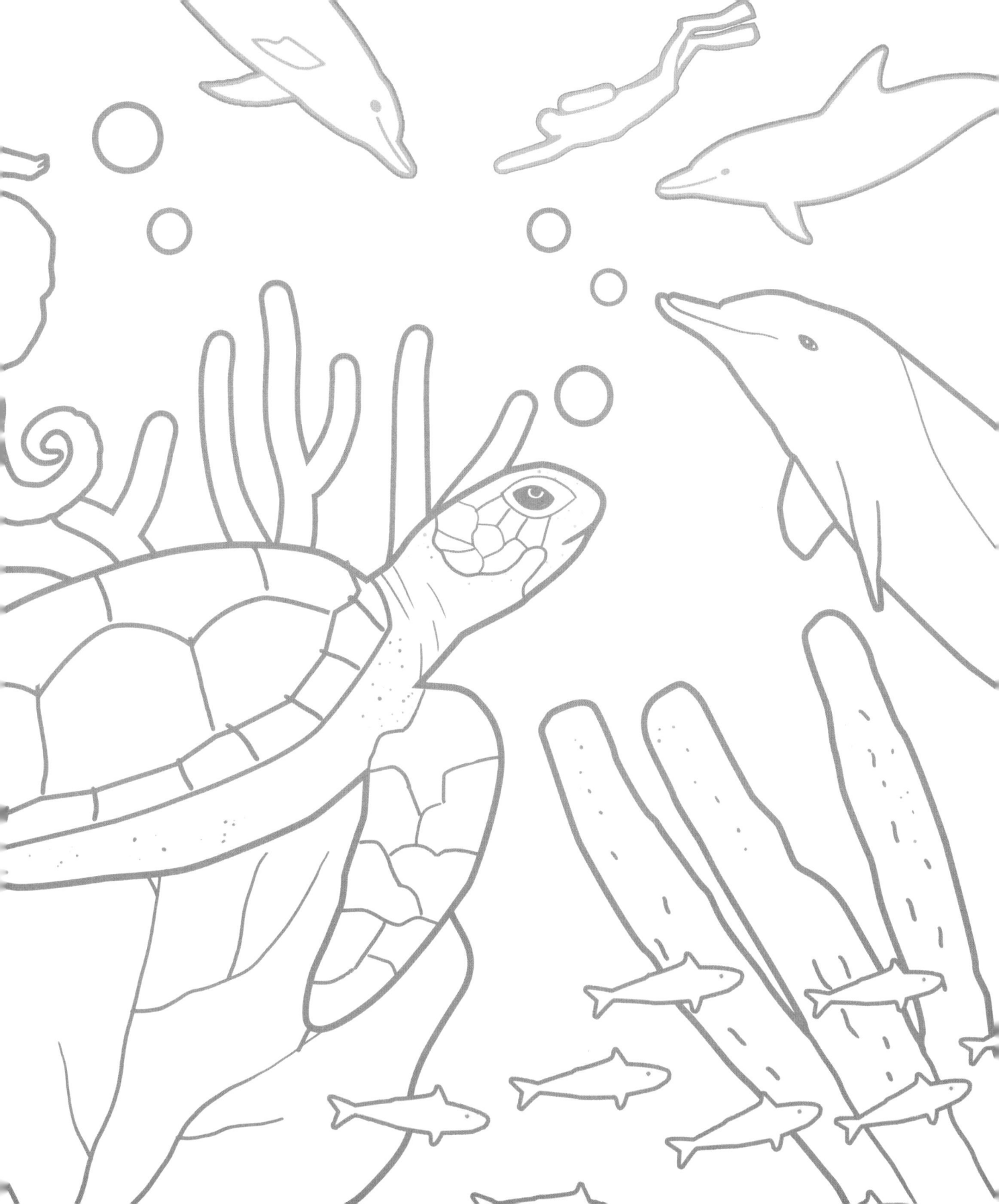

참고해보세요!

어떻게 칠해야 할지 막막하다면
예시 그림을 보고
다양한 색상을 섞어서
점을 찍어보세요.

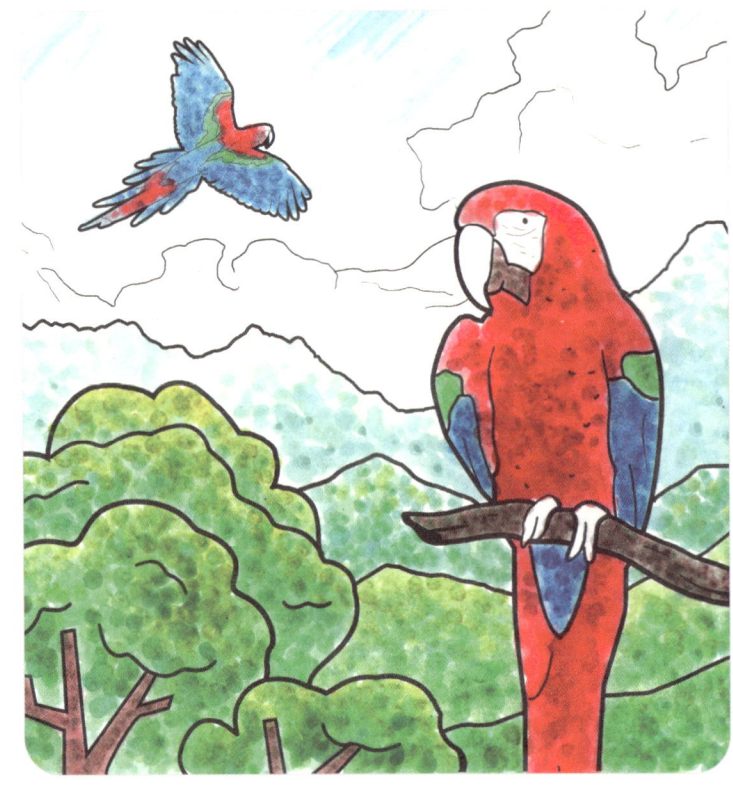

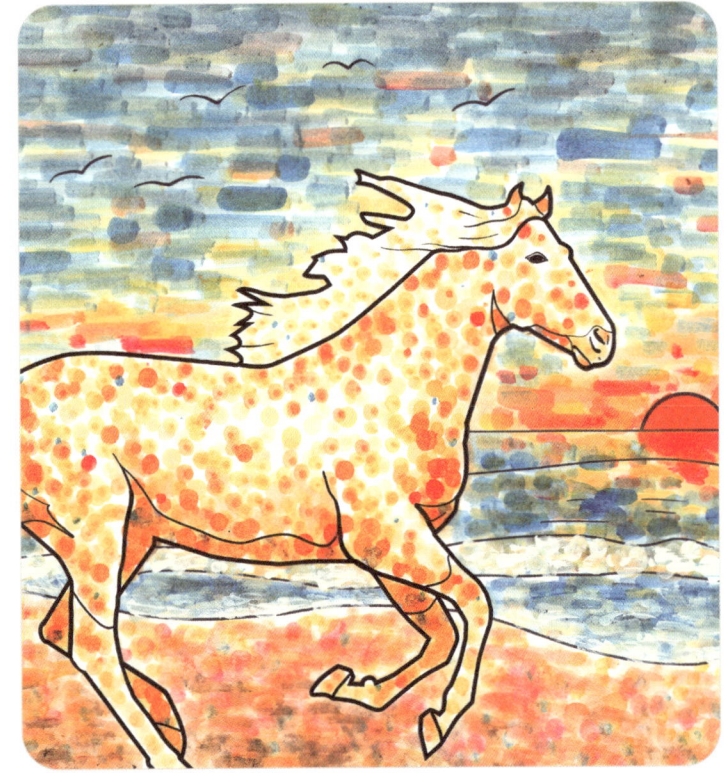

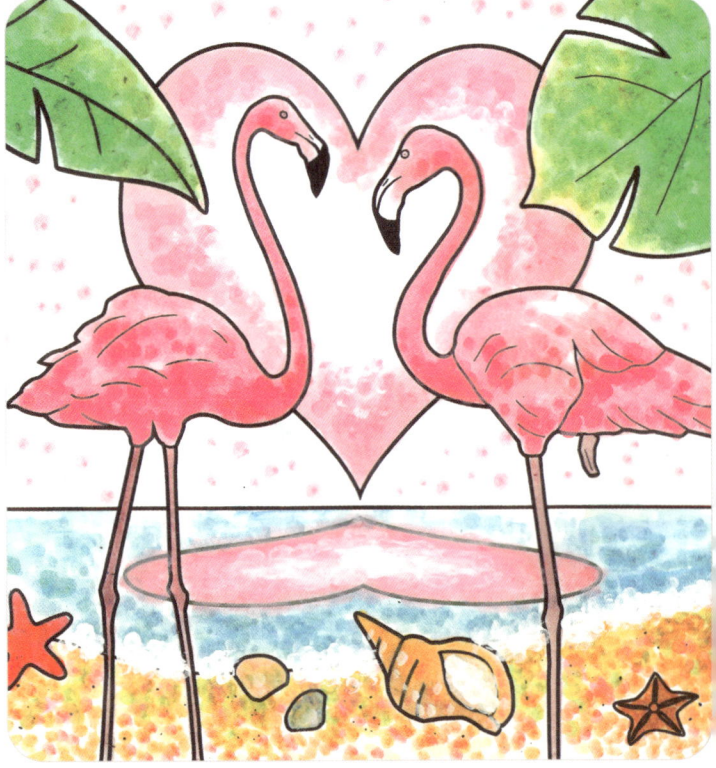

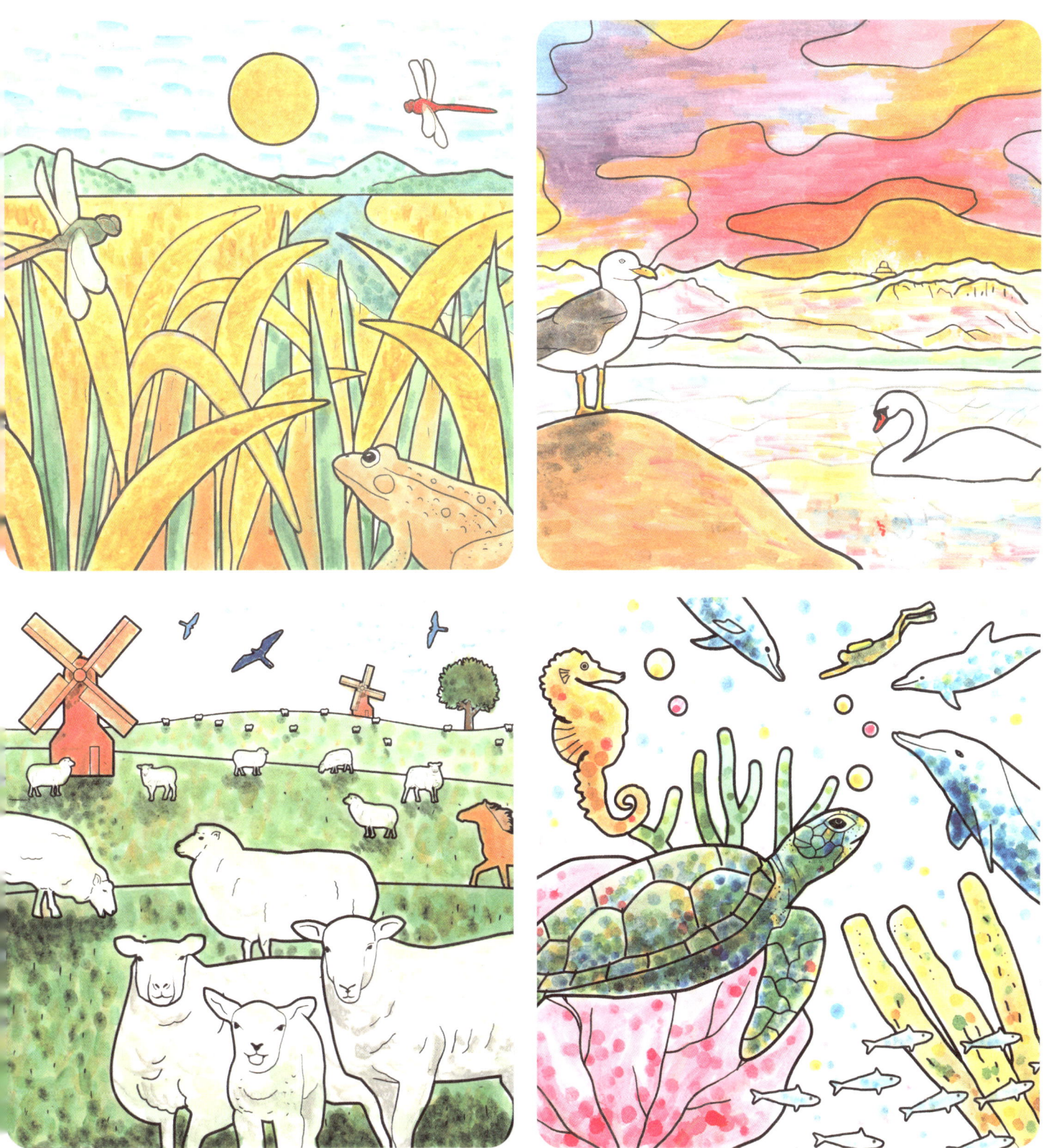

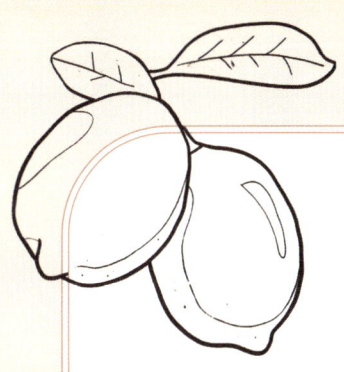

차크라 만다라

Chakra Mandala

차크라는 우리 몸에 있는 일곱 군데의 에너지 센터로,
각각의 고유 특징을 살려 만다라 형태로 디자인하였다.

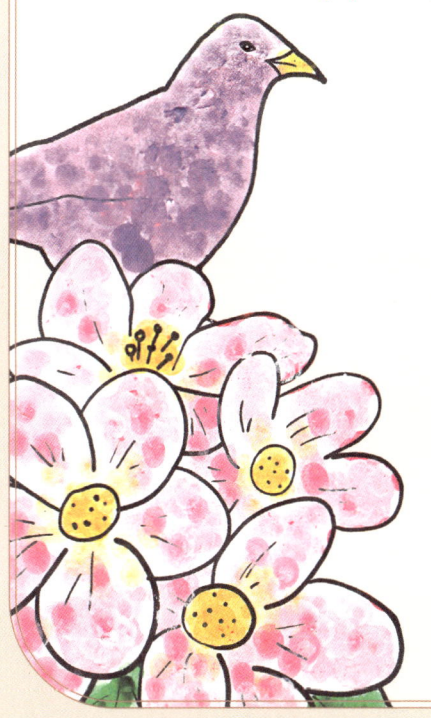
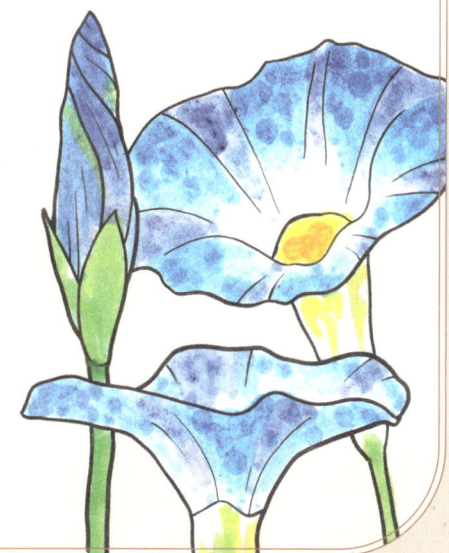

제1 차크라 만다라: 물라다라

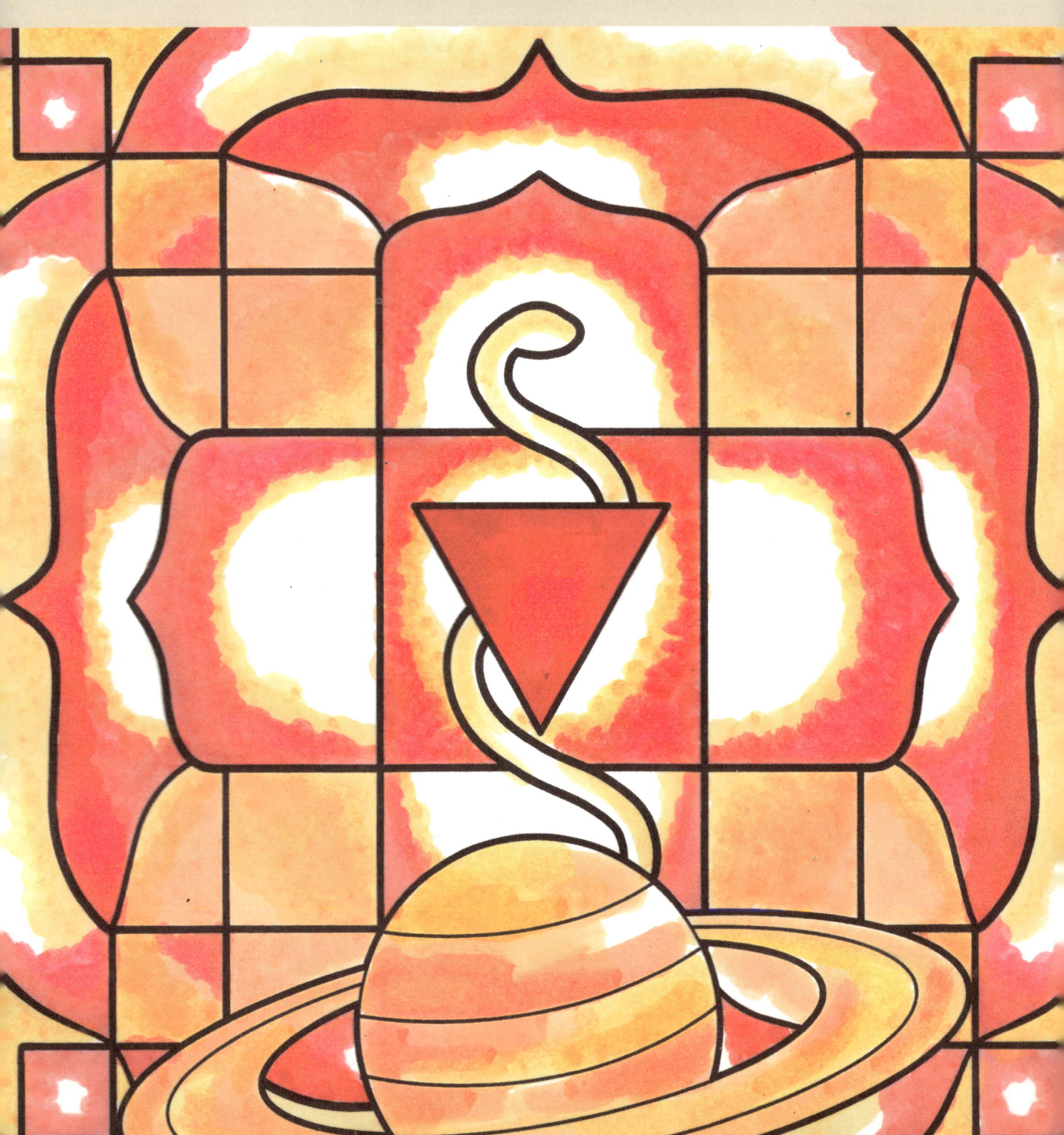

당신의 몸을 즐기고 가능한 모든 방법으로 사용하라.
그것을 두려워하거나 다른 사람들이 그것을 어떻게 생각할지 두려워 마라.
그것은 당신이 소유하게 될 가장 위대한 악기다.
- 커트 보니것

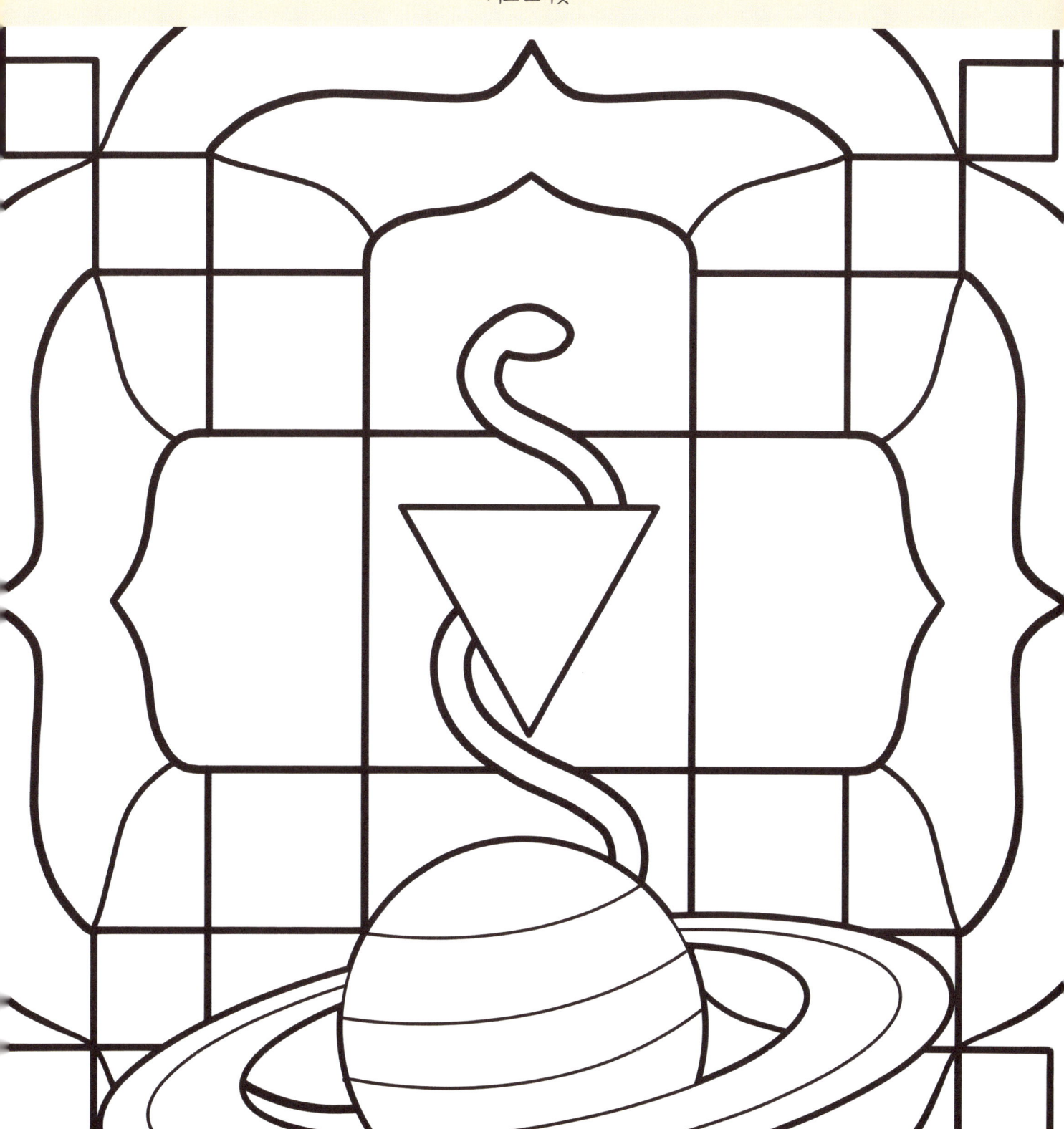

제2 차크라 만다라: 스바디스타나

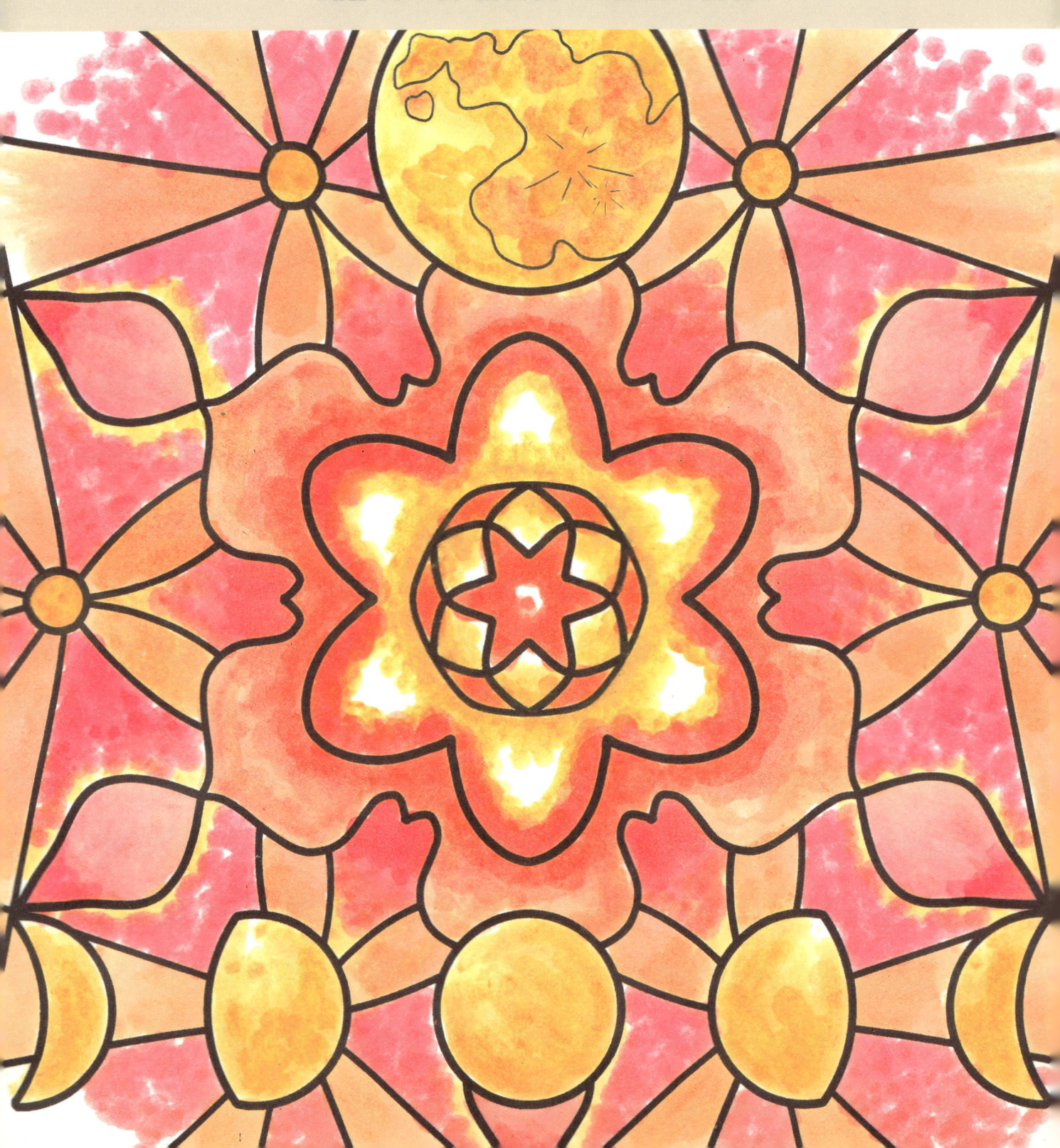

자신에 대한 건강한 사랑은 위대한 종교적 가치이다.
사랑의 첫 번째 물결이 당신의 마음 속에 일어나야 한다.
그것이 당신 자신을 위해 일어나지 않았다면, 그것은 다른 누구에게도 일어날 수 없다.
- 오쇼 라즈니쉬

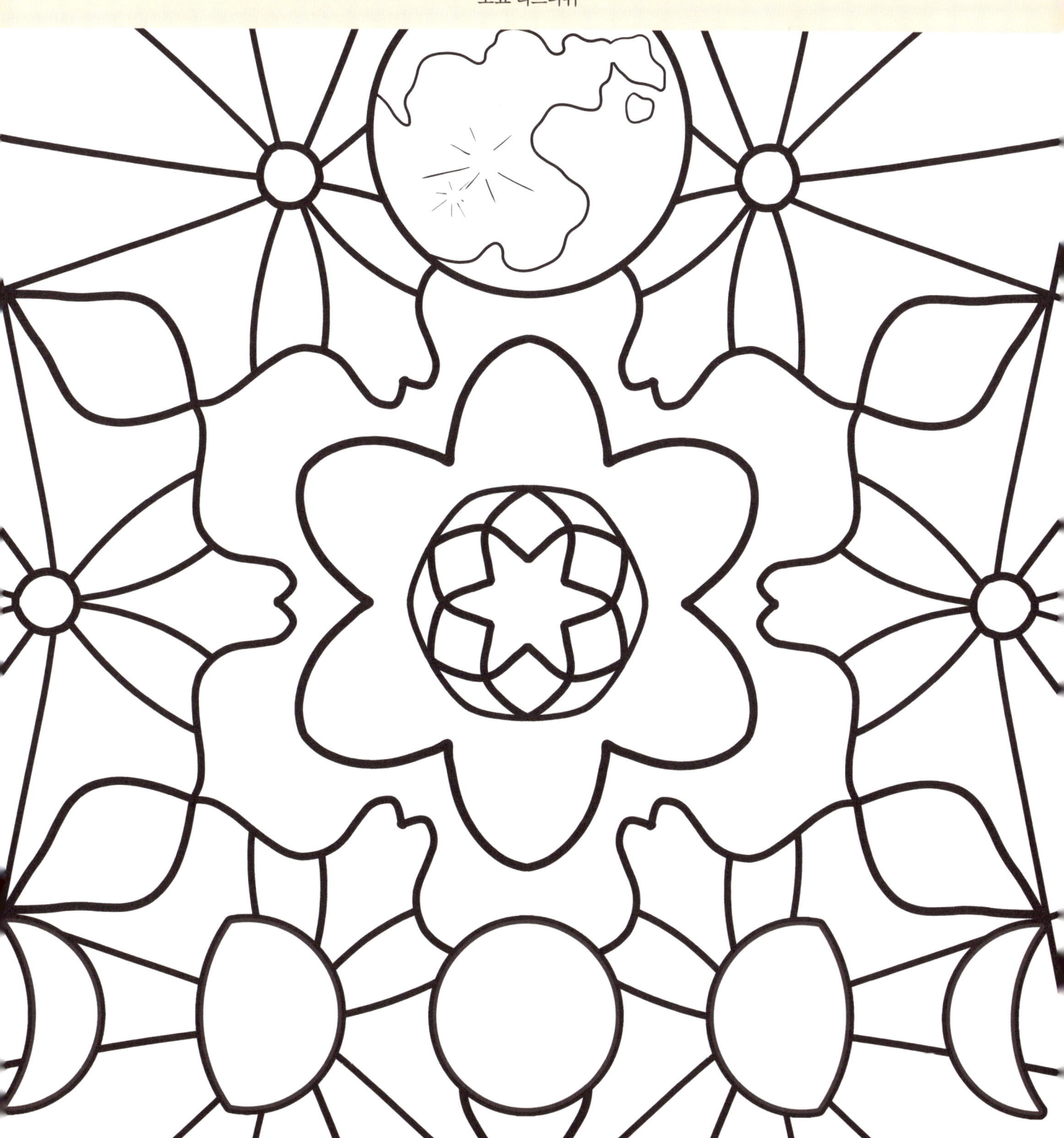

제3 차크라 만다라: 마니푸라

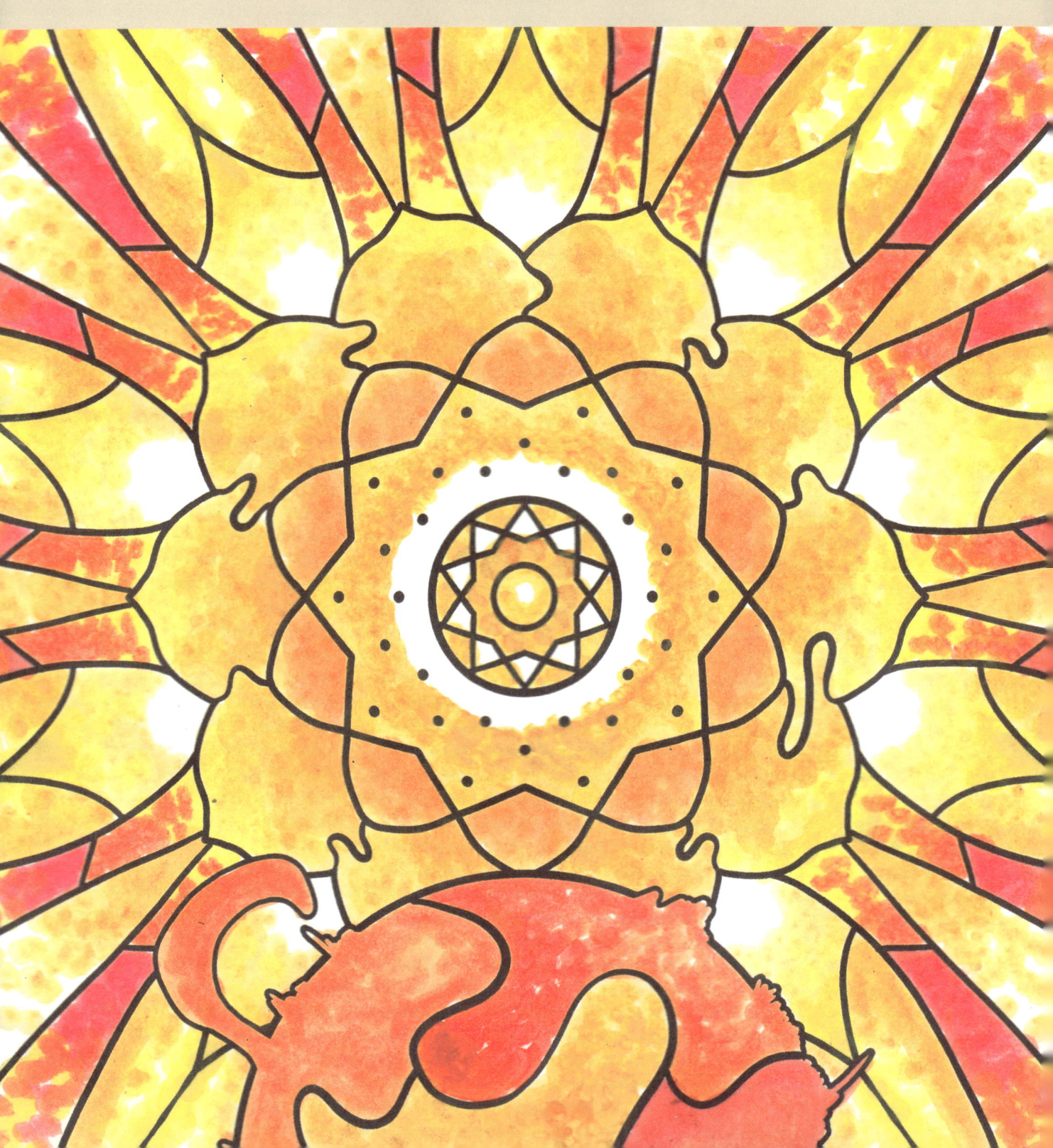

당신은 몸이 아니다. 당신은 마음이 아니다.
당신은 무한한 빛, 무한한 지능, 모든 존재의 빛, 진리 그 자체.
창조의 끝없는 빛이다.
- 프레드릭 렌츠

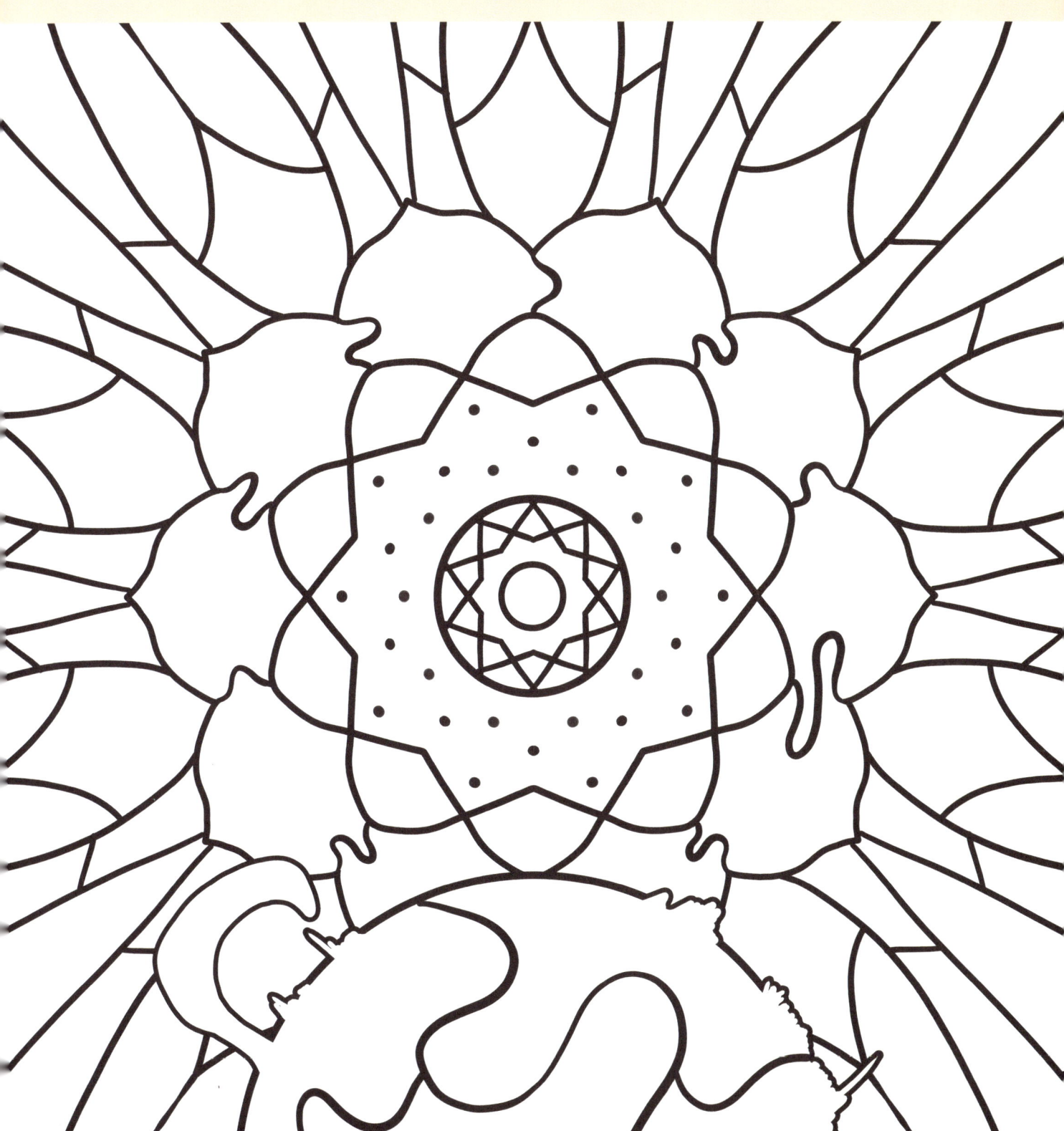

제4 차크라 만다라: 아나하타

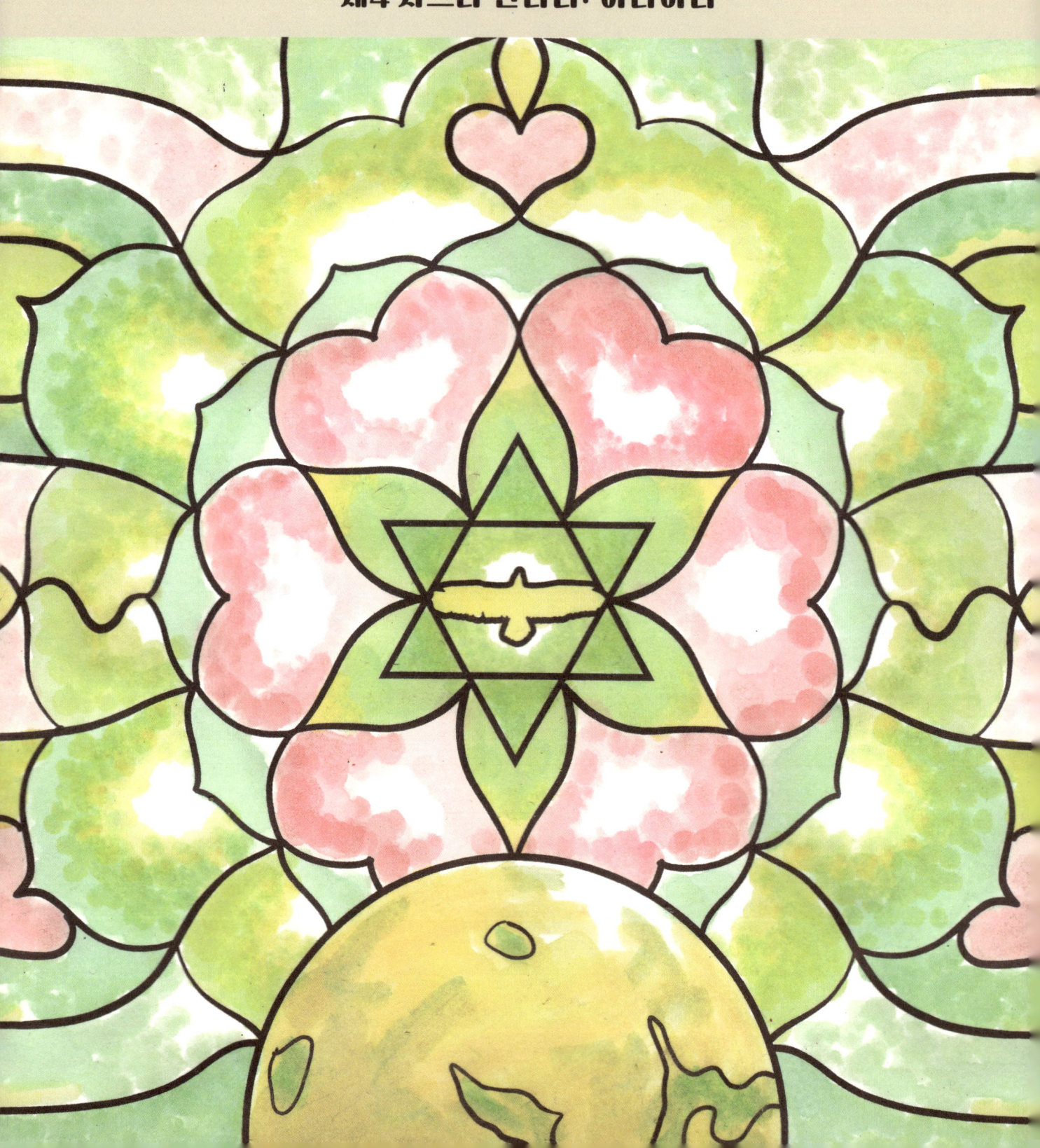

무슨 일이 일어나든 그것을 사랑해
- 맷 칸

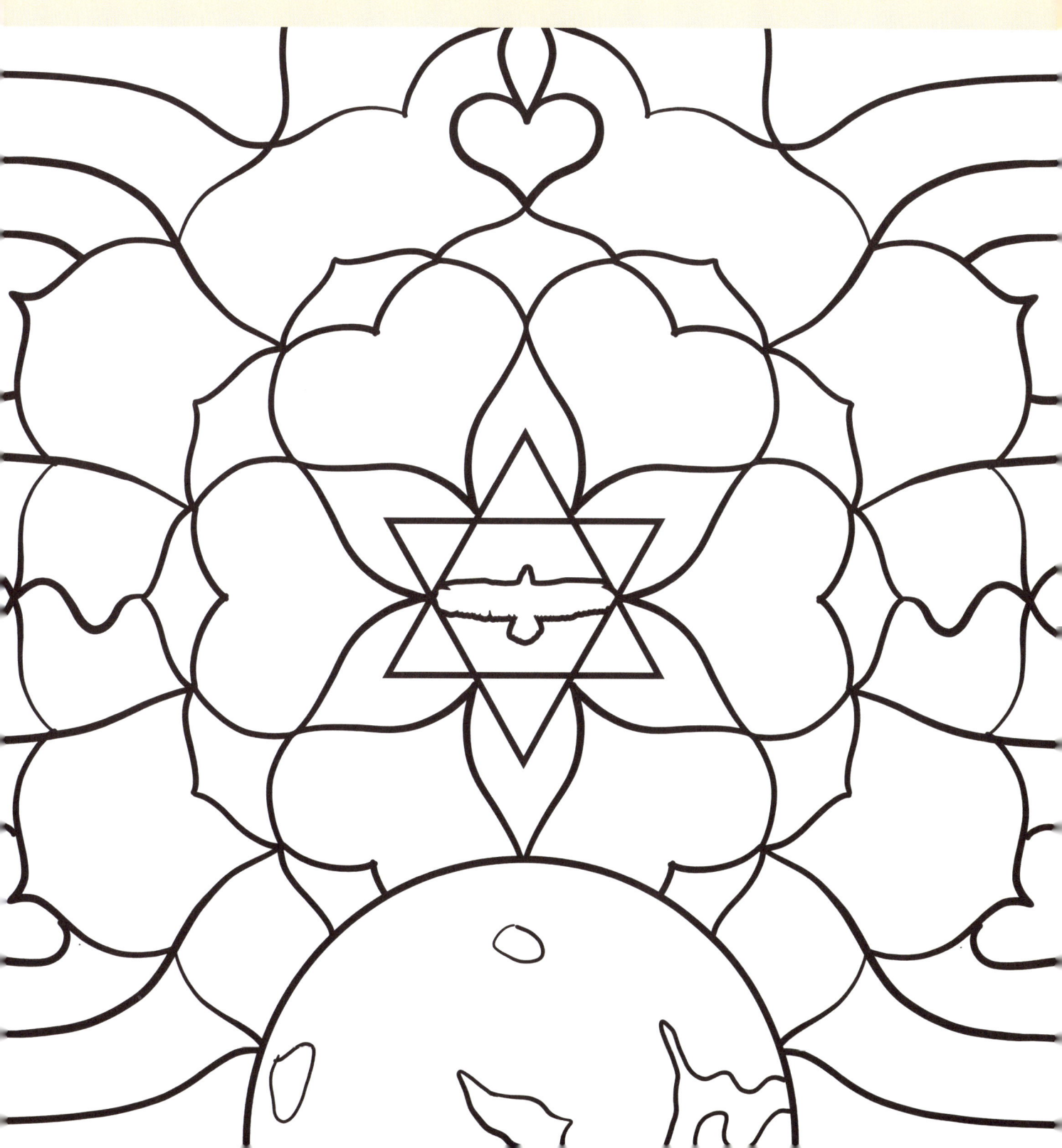

제5 차크라 만다라: 비슈다

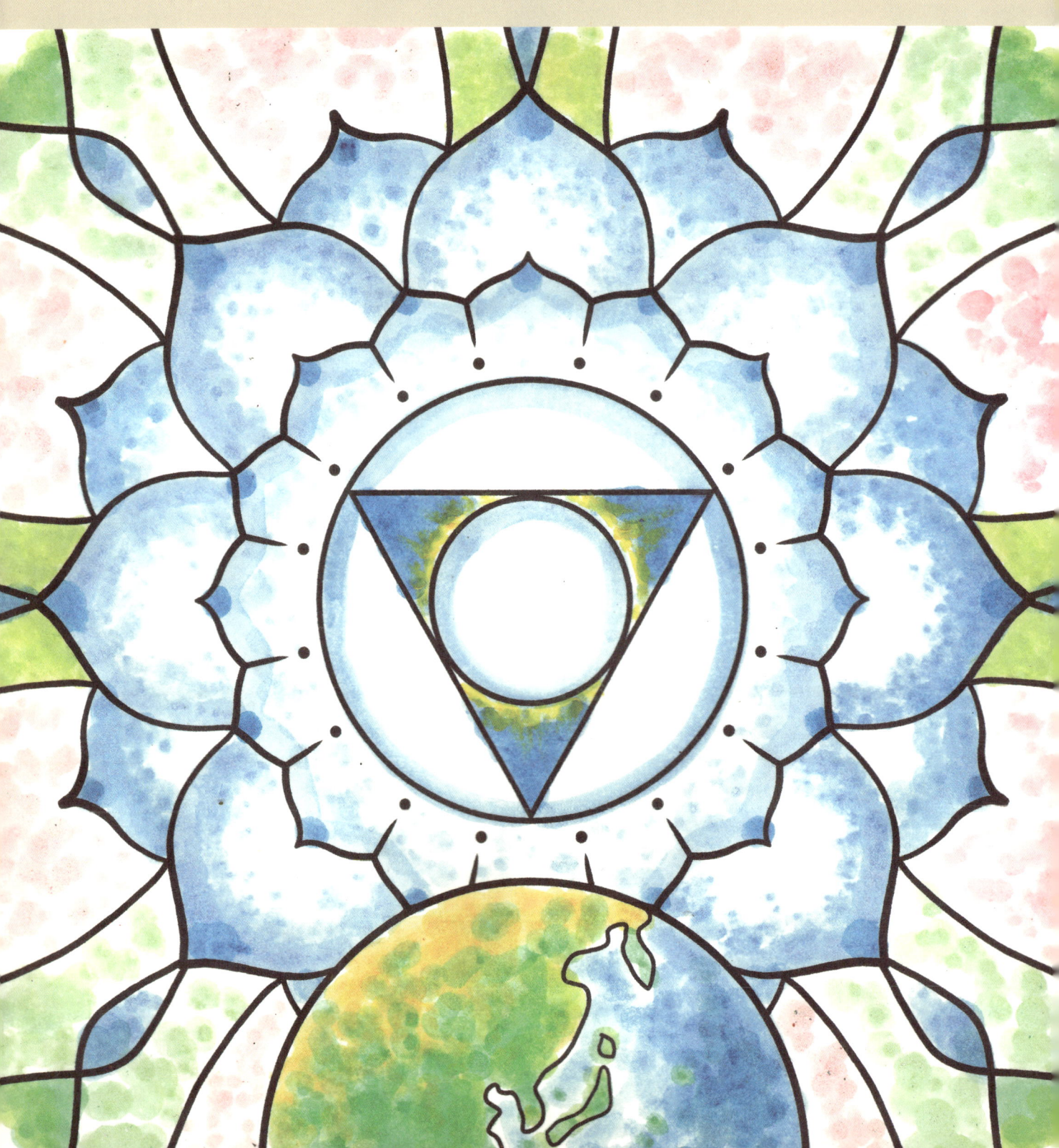

진실을 말하면 아무것도 기억할 필요가 없다.
- 마크 트웨인

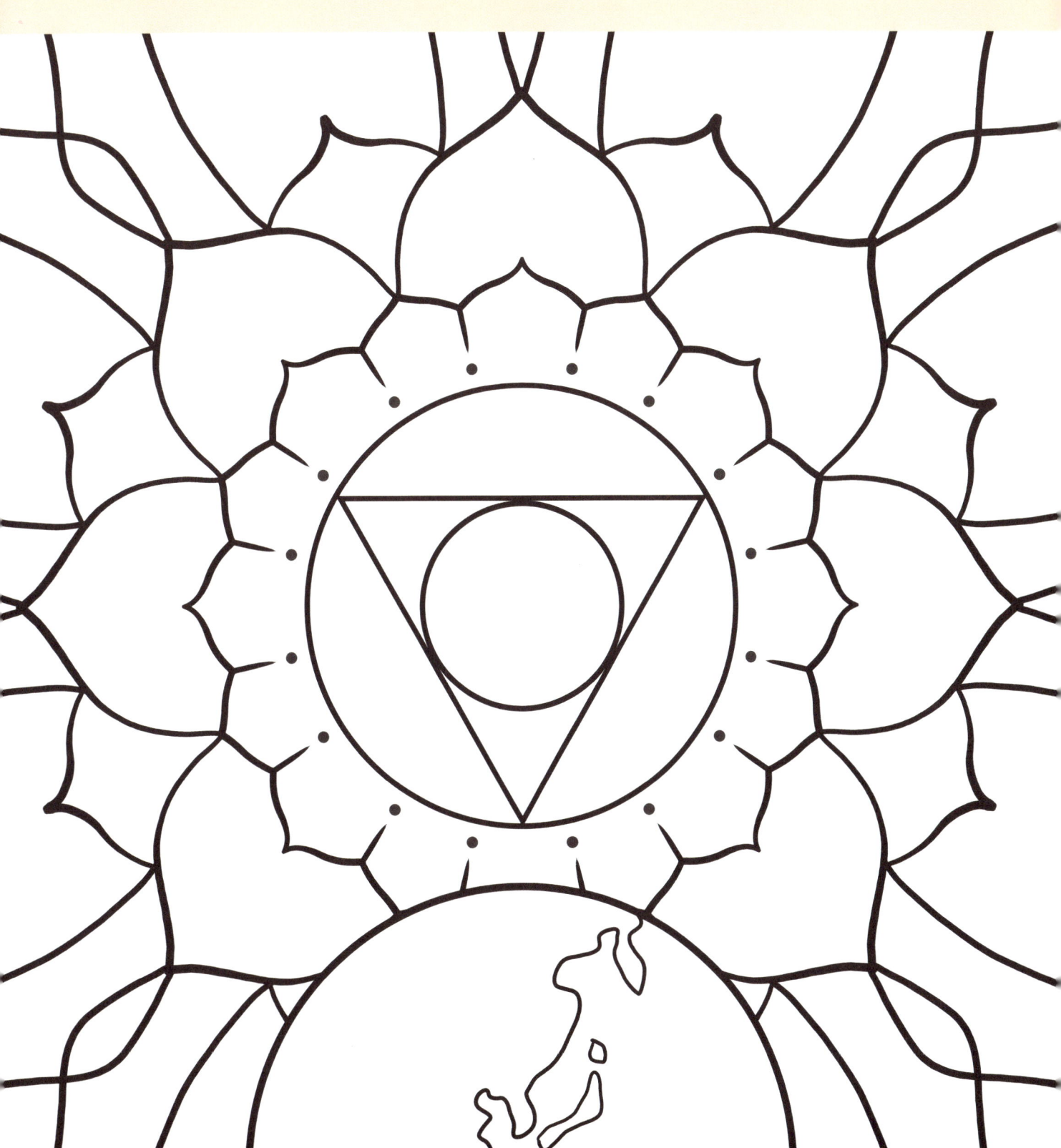

제6 차크라 만다라: 아즈나

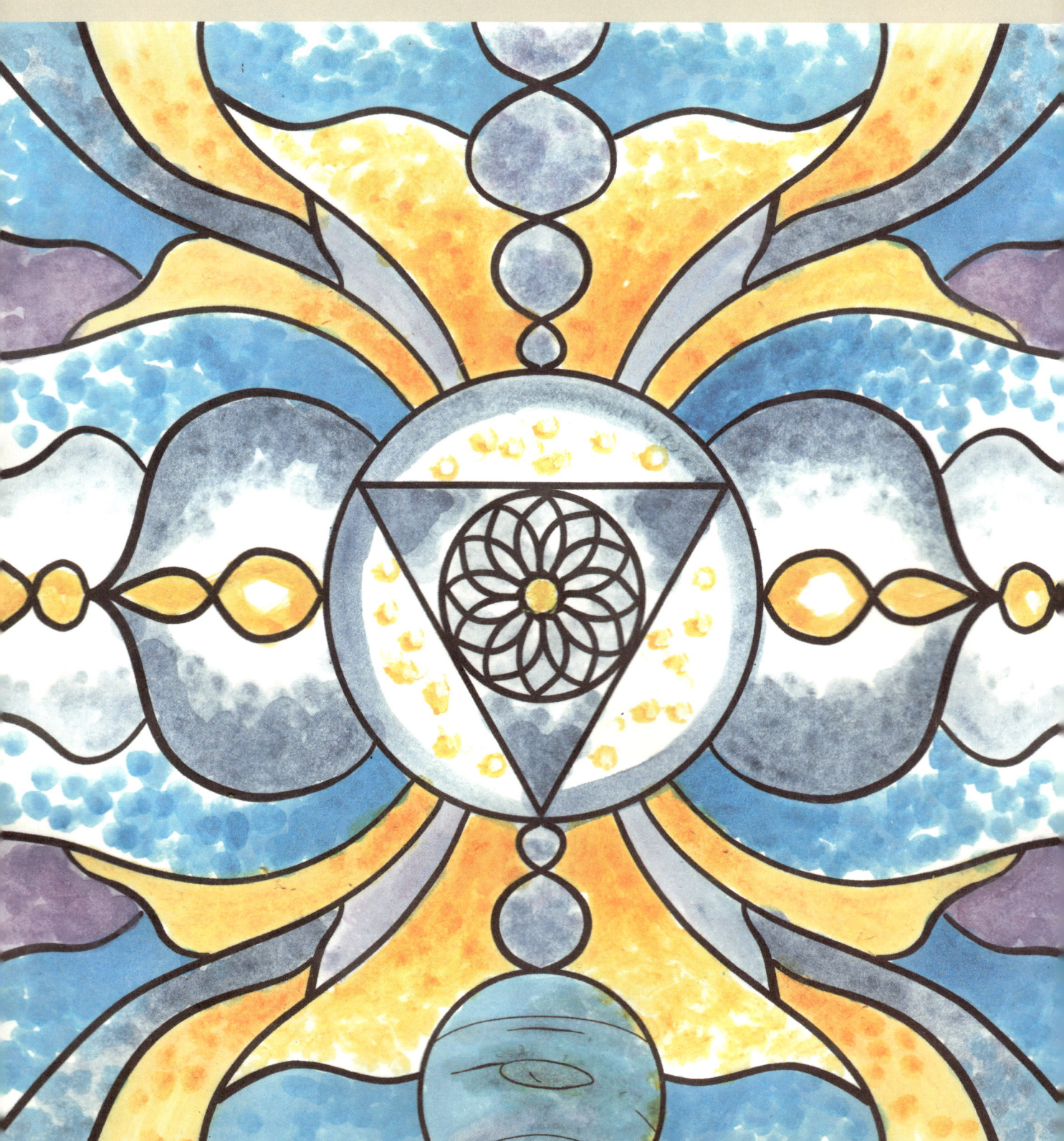

나는 보기 위해 눈을 감는다.
- 폴 고갱

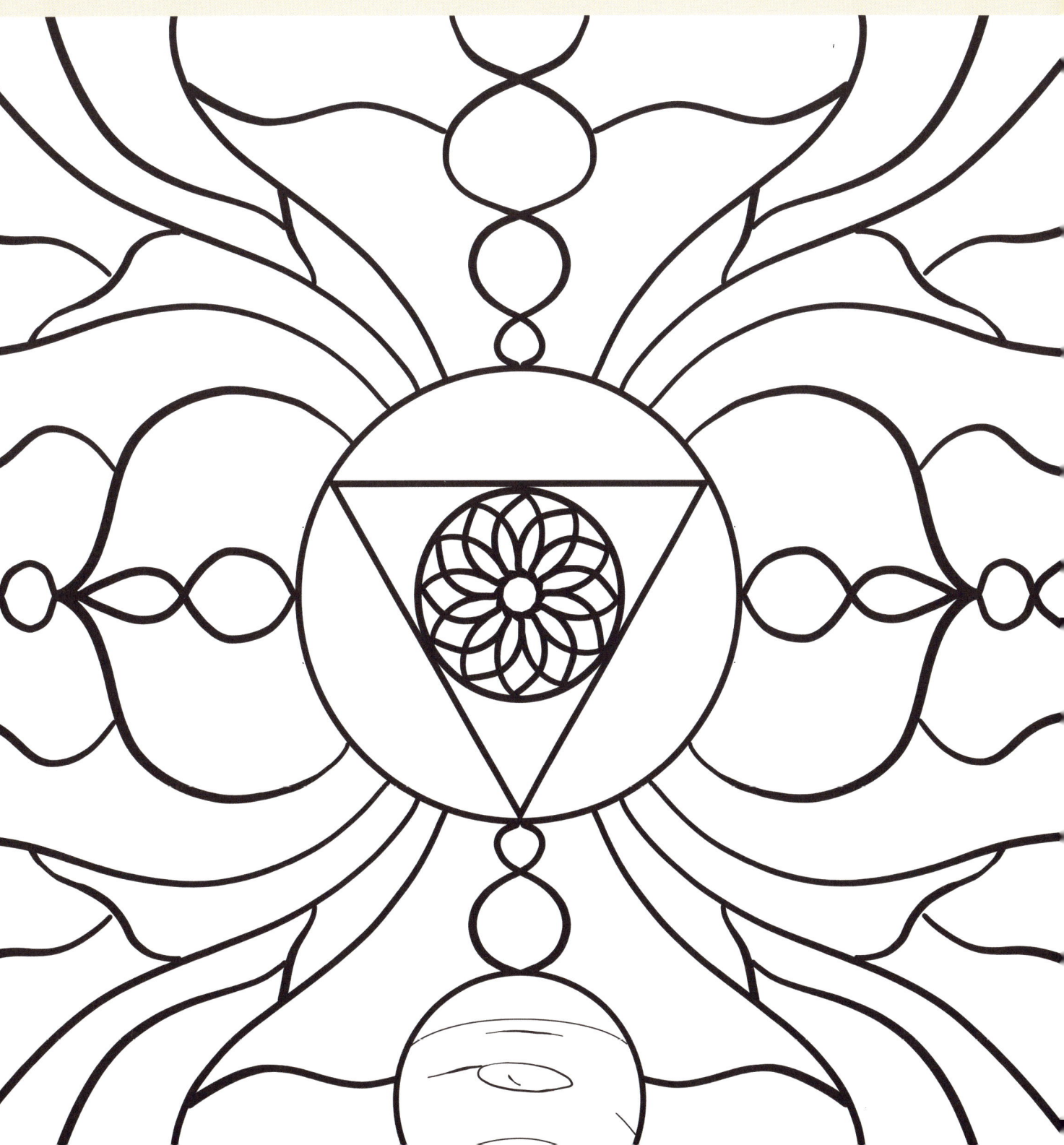

제7 차크라 만다라: 사하스라라

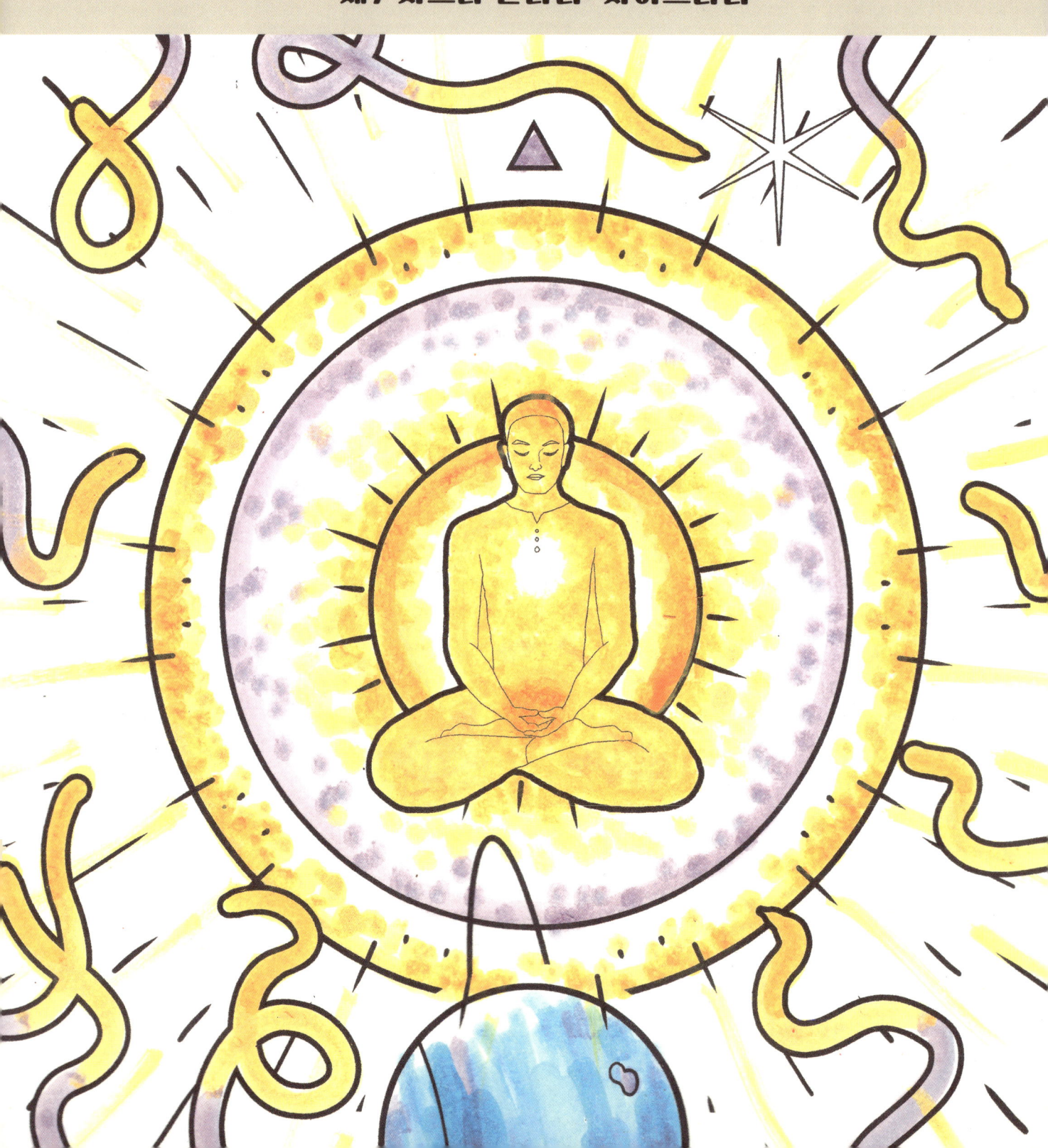

밖을 보는 자는 꿈을 꾸고
안을 보는 자는 깨어난다.
- 칼 융

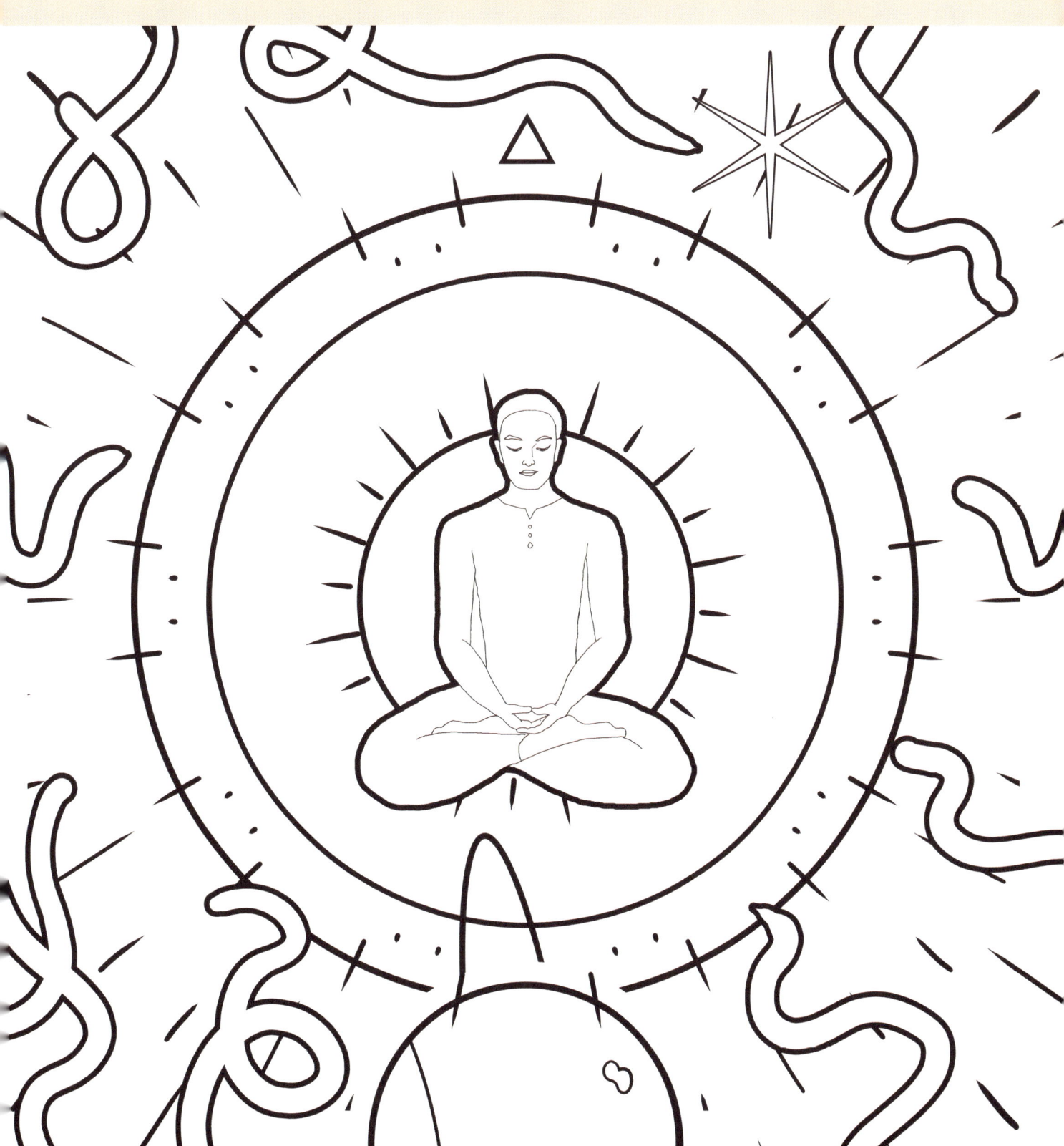

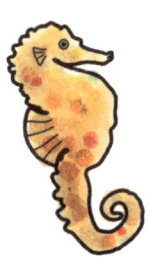

시니어를 위한
초간단 치유 명상
점묘화 컬러링북

펴낸날 2023년 3월 21일

지은이 변건영
기획 최유성
펴낸이 주계수 | **편집책임** 이슬기 | **꾸민이** 이슬기

펴낸곳 밥북 | **출판등록** 제 2014-000085 호
주소 서울시 마포구 양화로 7길 47 상훈빌딩 2층
전화 02-6925-0370 | **팩스** 02-6925-0380
홈페이지 www.bobbook.co.kr | **이메일** bobbook@hanmail.net

ⓒ 변건영, 2023.
ISBN 979-11-5858-922-6 (13650)

※ 이 책은 저작권법에 따라 보호받는 저작물이므로 무단전재와 복제를 금합니다.